脳科学×瞑想
で集中力が高まる

世界のエリートがやっている最高の休息法

The Neuroscience of Mindfulness

Meditation Can Literally Change Your Brain

久賀谷 亮
Akira Kugaya

ダイヤモンド社

はじめに——科学的に正しい「脳の休め方」

「忙しいときも忙しくないときも、いつも疲れている」

「どれだけ休んでも、眠っても、なんとなくダルい」

「集中力が続かない。いろんなことが気になってしまう」


そんな人は、身体ではなく、脳が疲労しています。

たいていの人は、「休息＝身体を休めること」だと思い込んでいます。

たっぷり睡眠をとったり、リゾート地でゆったり過ごしたり、温泉にじっくりつかったり……もちろん、そうやって身体を休めることも大切です。


しかし、それだけでは回復しない疲労があります。それが**脳の疲れ**です。

そう、脳には脳の休め方があるのです。本書ではそれをお伝えしていきます。

脳疲労は肉体疲労とは根本的に異なりますから、どれだけ身体を休めても、知らないあいだにどんどん蓄積されていきます。

そして、それが積もり積もって慢性化すると、人生のあらゆるパフォーマンスが低下し、ひどいときにはいわゆる心の病へと至ります。

「科学的に脳を癒す方法」が模索されている

私は米ロサンゼルスのサウスベイにあるメンタルクリニック「トランスホープ・メディカル」で院長をしています。ロサンゼルス郡で開業している日本人の精神科医は、じつは私しかいません。クリニックをはじめてからおよそ7年、私はこの地区に住む人々の心の問題に向き合ってきました。

いま、ここアメリカの精神医療は大きく変わりつつあります。

たとえば、薬物治療。日本ではまだかなり一般的ですが、こちらの国では避けられる傾向にあります。その背景にあるのは、脳を1つの臓器として扱い、これをダイレクトに治療しようとする脳科学アプローチの発展です。先端脳科学の成果をもとに、T

MS磁気治療などの技術革新が進み、副作用のある薬に頼らなくても、心の不調を改善できるめどが立ってきました。

また、カウンセリングの分野でも、**瞑想**などを含んだ第3世代認知行動療法といった最新トレンドが生まれています。瞑想と言っても、これはただのリラクゼーションとは根本的に違います。この領域にも脳科学が入り込み、瞑想が脳によい変化をもたらすことが実証的に確認されているからです。

米イェール大学医学部の精神神経学科で先端脳科学を研究してきた私は、自分のクリニックでもTMS磁気治療と瞑想ベースの治療を取り入れています。

私が本書で主にお伝えしたいのは、このうち後者です。TMS磁気治療も大変有望で、これから日本で普及していくと思われますが、まだその途上にあります。一方、瞑想について言えば、手軽でありながら、かなりの有効性が期待できることが最新の研究動向からもわかっています。

脳は「何もしない」でも、勝手に疲れていく

「瞑想」と聞くと、日本のみなさんはちょっと怪しげなイメージを持たれるかもしれません。「そんな面倒なことをしなくても、何も考えずにぼーっとすれば、脳は休まるんじゃないの？」と考える人もいることでしょう。

しかし残念ながら、どれだけ無為な時間を過ごしても、それだけではあなたの頭は休まりません。むしろ、どんどんエネルギーを消耗し続ける可能性すらあります。

しばしば言われることですが、脳は体重の2％ほどの大きさにもかかわらず、身体が消費する全エネルギーの20％を使う「大食漢」です。[01] さらに、この脳の消費エネルギーの大半は、**デフォルト・モード・ネットワーク**（**DMN**）という脳回路に使われています。

DMNとは、内側前頭前野、後帯状皮質、楔前部《けつぜんぶ》、下頭頂小葉などから構成される脳内ネットワークで、脳が意識的な活動をしていないときに働くベースライン活動です。自動車のアイドリングをイメージしてもらうとわかりやすいでしょうか。

デフォルト・モード・ネットワーク（DMN）とは？

内側前頭前野、後帯状皮質、楔前部、下頭頂小葉
などから構成される脳の回路

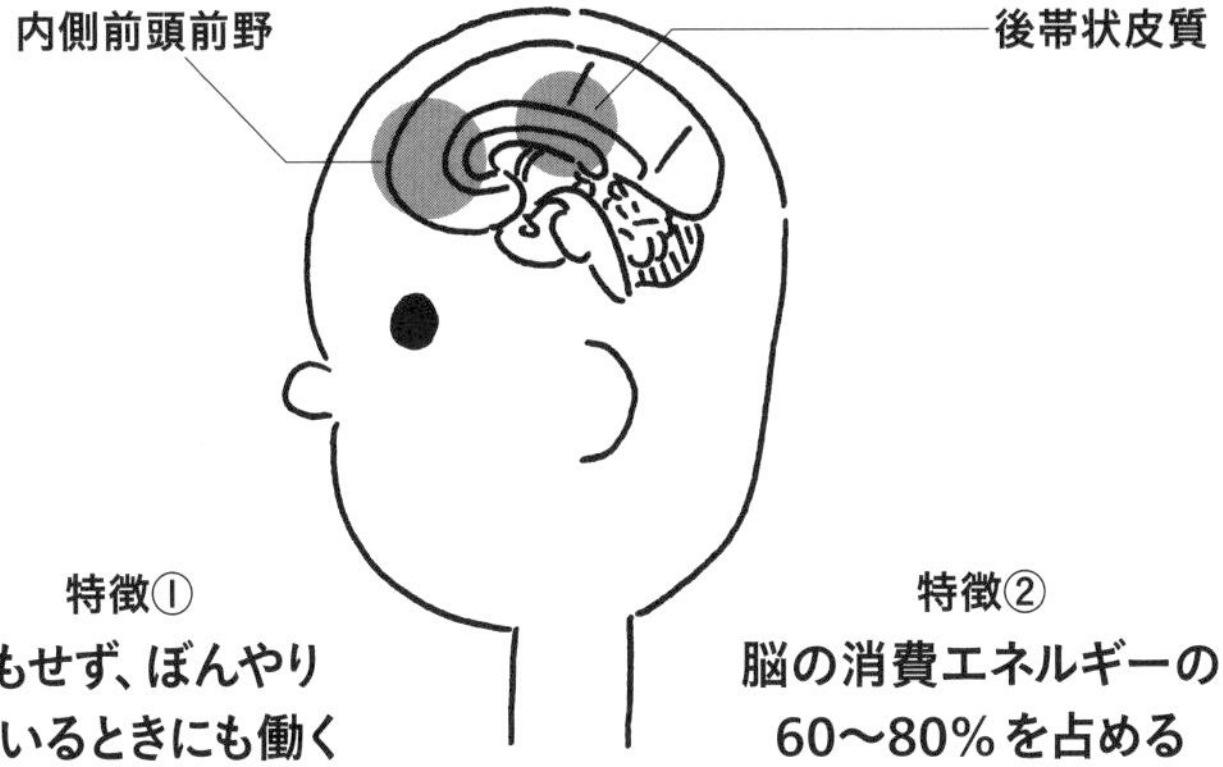

特徴①
何もせず、ぼんやりしているときにも働く

特徴②
脳の消費エネルギーの60〜80%を占める

私自身、以前からこの脳活動には関心を持ち続けてきました。最終的にはイェールを選びましたが、じつはDMNの発見者である**マーカス・レイクル**に会いに、ワシントン大学セントルイス校を訪れたこともあります。

このDMNは、脳の消費エネルギーのなんと60〜80%を占めていると言われています。

つまり、ぼーっとしていても、このDMNが過剰に働き続ける限り、脳はどんどん疲れていくわけです。

「一日ぼーっとしていたのに、なぜか疲れが取れなかった」という人は、このDMNに過剰な活動を許してしまっているのかもしれません。

つまり、ＤＭＮの活動を抑える脳構造をつくっていかないと、あなたに真の休息は訪れないというわけです。

実際のところ、疲労感とは脳の現象にほかなりません。物理的な疲労以上に、まずは脳の疲労が「疲れた」という感じをあなたの中にもたらしています。その意味では、「脳の休息法」を手に入れることこそが、あなたの集中力やパフォーマンスを高める最短ルートになるのです。

世界のエリートは、こうして脳を休ませる

マインドフルネスという言葉を聞いたことはあるでしょうか？　日本でもこれに関連する書籍がたくさん出ているそうですが、アメリカではここ数年、マインドフルネスが爆発的に流行しています。

この得体の知れない言葉が何を意味しているのか、それは本編の中でつかんでいただければと思いますが、あえてこれをひと言で説明すれば、マインドフルネスとは「瞑想などを通じた脳の休息法の総称」です。

アップル創業者のスティーブ・ジョブズが、瞑想の実践者だったことはあまりに有名です。また、グーグルのような巨大企業でも**SIY**（Search Inside Yourself）というマインドフルネス研修が、社内の仕組みとして取り入れられ、その効果が実証されつつあります[02]。そのほか、フェイスブック、シスコ（ネットワーク機器最大手）、パタゴニア（アウトドアウェア製造・販売）、エトナ（医療保険大手）といった有名企業でも導入が進んでいます。

さらに、マーク・ベニオフ（セールスフォース・ドットコム会長兼ＣＥＯ）、ジェフ・ウェイナー（リンクトインＣＥＯ）、ジョン・マッキー（ホールフーズ共同ＣＥＯ）、エヴァン・ウィリアムズ（ツイッターなどの創業者）、マーク・ベルトリーニ（エトナ会長兼ＣＥＯ）など、エグゼクティブや起業家にも、瞑想の実践者は少なくありません。

何よりも実利を重視しそうなアメリカ人、しかも、本当に役立つものにしか手を出さないはずのエリートたちが、なぜマインドフルネスを実践しはじめているのか？

その理由は簡単です。彼らは「脳の休息」の大切さをわかっていて、同時に、マインドフルネスこそが「最高の休息法」だと知っているからです。

アカデミズム領域でも、マインドフルネスの脳科学的な裏づけは進んでいます。
本書で何度も登場する**ジャドソン・ブリューアー**（現・マサチューセッツ大学准教授）も、イェール大学医学部の精神神経学科にいた同門の研究者ですが、彼は「DMN（脳エネルギーの浪費家）の主要部位の活動は、瞑想によって抑制できる」と報告しています。つまり、瞑想こそが「科学的に正しい脳の休ませ方」だと言えるエビデンスが、次々に集まりはじめているのです。

本当の休息は「単なる充電」ではない

そこで本書では、「最高の休息法」としてのマインドフルネスについて、脳科学的な知見も交えながらお伝えしていきます。

まずざっくりとマインドフルネス瞑想のアウトラインをつかんでいただくために、助走パート「まずはこれだけ！　脳の疲労を解消する7つの休息法」を用意しました。メソッドだけを手っ取り早く知りたい方は、まずこちらをご覧ください。

これに続く本編では物語形式を取り入れています。舞台は、私も学んだイェール大学の医学部。マインドフルネスが脳科学の最前線とどのように触れ合っているのかを、リアルな奥行きとともに感じ取っていただけることと思います。

登場人物はすべて架空の人物ですが、引用している研究成果はすべて現実のものです。参考文献などは■01などで示し、巻末に一覧を掲載しておきました。本格的に勉強したい方は、ぜひ参考にしてみてください。

さて、本論に入る前に、あと1つだけ。みなさんは「休息」と聞いて、その場しのぎの応急処置をイメージしてしまってはいないでしょうか？

しかし、本書が目指す休息は、ただの「充電」ではありません。なぜなら、脳は変わるからです（これを**脳の可塑性**《かそせい》と言います）。マインドフルネスを継続すれば、疲れづらい脳が手に入るわけです。

空になったバッテリーを充電することは、本当の休息ではありません。あなた自身の脳を変えて、高度な集中力を手に入れることが、「最高の休息法」の真の目的です。

ぜひ、そのようなことも頭の片隅に置きながら、この先を読み進めていただければと思います。それでははじめましょう！

久賀谷《くがや》 亮《あきら》

世界のエリートがやっている
最高の休息法
もくじ

マインドフル・モーメント――「最高の休息法」の物語

Lecture 2

「疲れやすい人」の脳の習慣
——「いま」から目をそらさない

Lecture 3

「自動操縦」が脳を疲弊させる
——集中力を高める方法

Lecture 8

レジリエンスの脳科学
――瞑想が「折れない心」をつくる

Lecture 9

脳から身体を治す
――副交感神経トレーニング

Lecture 10 脳には脳の休め方がある——人と組織に必要な「やさしさ」

［特別付録］

アメリカ精神科医がおすすめする5日間シンプル休息法

まずはこれだけ！
脳の疲労を解消する7つの休息法

本書に登場する「休息法」の一部をまとめました。
本編のストーリーを読み終えたあとに、
もう一度ご覧いただくと、
さらに効果が上がります。

脳の休息法

1

とにかく脳が疲れているとき

——マインドフルネス呼吸法

疲れやすい脳は「現在」を知らない！

注意散漫、無気力、イライラなどは脳疲労のサイン。その根本的な原因は、意識がつねに過去や未来ばかりに向かい、「いまここ」にない状態が慢性化していることにあります。現在に意識を向ける「心の練習」をすることで、疲れづらい脳をつくっていきましょう。

これに効く！

- ストレス低減
- 雑念の抑制
- 集中力・記憶力の向上
- 感情のコントロール
- 免疫機能の改善

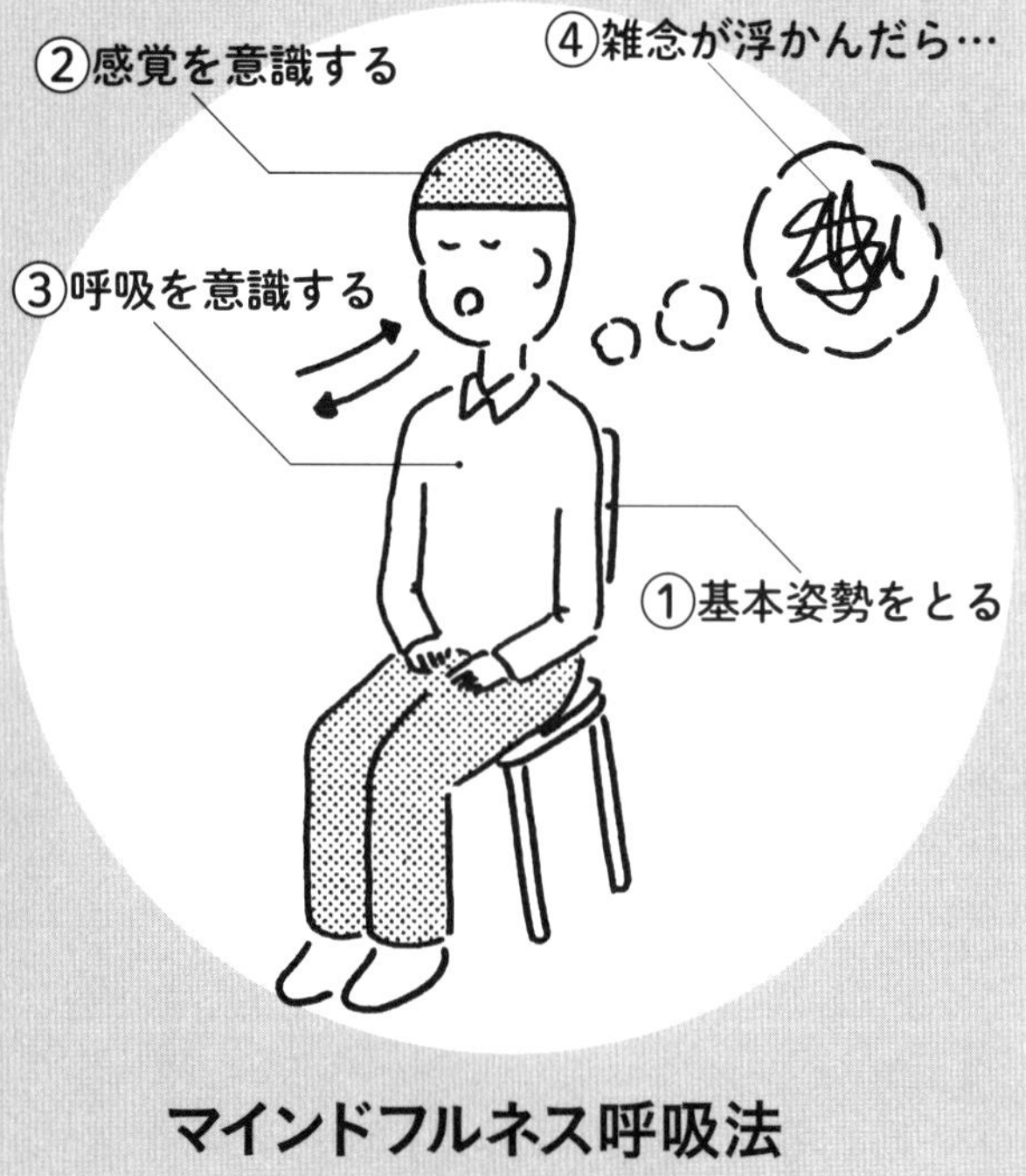

②感覚を意識する
④雑念が浮かんだら…
③呼吸を意識する
①基本姿勢をとる

マインドフルネス呼吸法

詳しくはこちら
P.80～

① 基本姿勢をとる

・椅子に座る（背筋を軽く伸ばし、背もたれから離して）
・お腹はゆったり、手は太ももの上、脚は組まない
・目は閉じる（開ける場合は、2メートルくらい先を見る）

② 身体の感覚に意識を向ける

・接触の感覚（足の裏と床、お尻と椅子、手と太ももなど）
・身体が地球に引っ張られる重力の感覚

③ 呼吸に注意を向ける

・呼吸に関わる感覚を意識する（鼻を通る空気／空気の出入りによる胸・お腹の上下／呼吸と呼吸の切れ目／それぞれの呼吸の深さ／吸う息と吐く息の温度の違い…など）
・深呼吸や呼吸コントロールは不要（自然と呼吸がやってくるのを「待つ」ような感覚で）
・呼吸に「1」「2」…「10」とラベリングするのも効果的（→104ページ）

④ 雑念が浮かんだら…

・雑念が浮かんだ事実に気づき、注意を呼吸に戻す（呼吸は「意識の錨《いかり》」）
・雑念は生じて当然なので、自分を責めない

ポイント

・1日5分でも10分でもいいので、毎日続けることが大切
・同じ時間、同じ場所でやる（脳は「習慣」が大好き）

2

気づくと考えごとをしているとき

――ムーブメント瞑想

脳を疲労させる「自動操縦状態」を脱する！

現代はマルチタスクの時代。誰もが何かを「しながら」別のことをやっています。日常的な所作の中で「自動操縦モード」になっているときほど、頭には雑念が浮かびやすくなります。これが常態化すると、注意力・集中力が低下しかねません。グーグルの社員研修「SIY」にも取り入れられているムーブメント瞑想をやってみましょう。

これに効く！

集中力・注意力の改善
フロー状態の実現

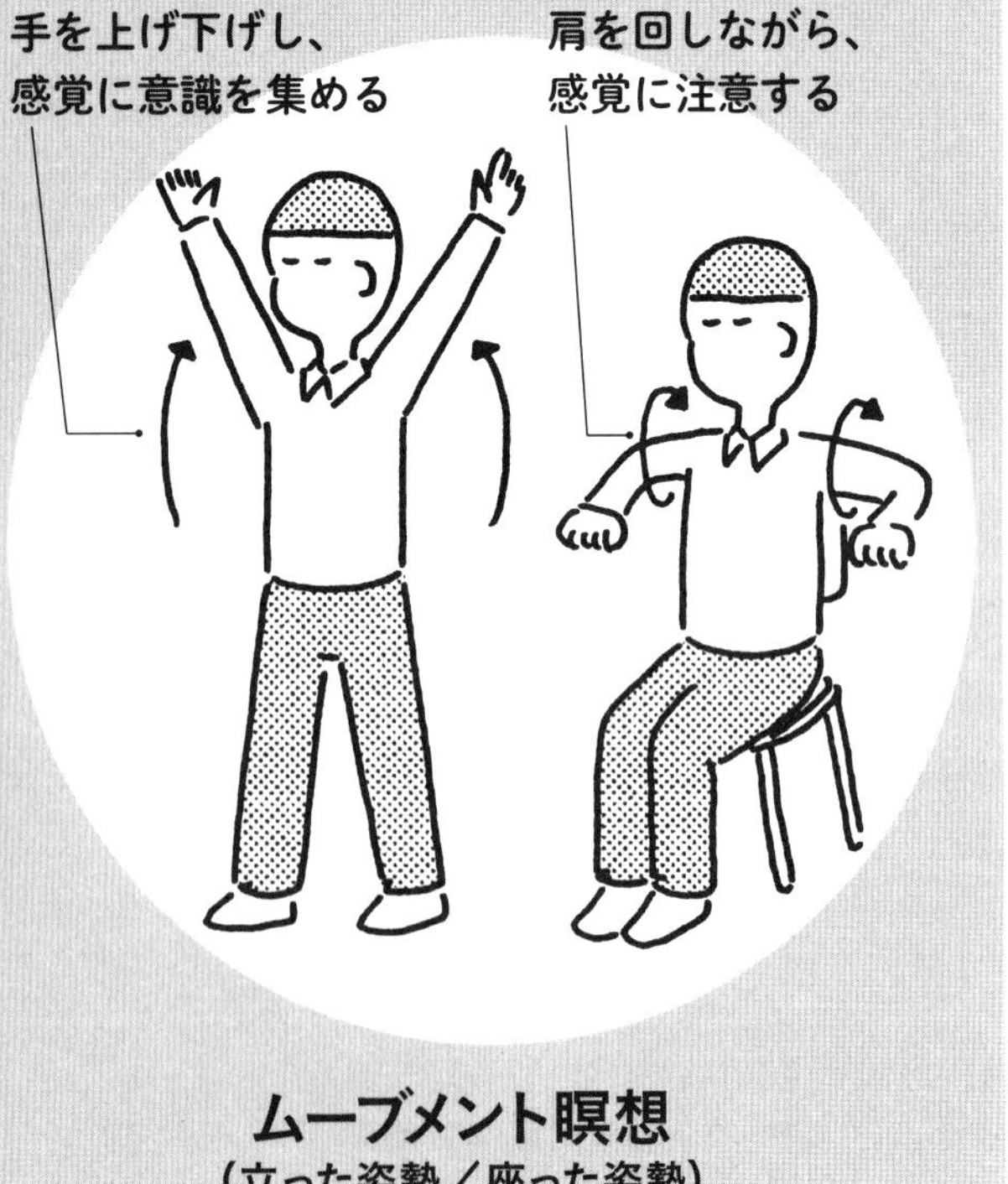
手を上げ下げし、
感覚に意識を集める
肩を回しながら、
感覚に注意する

ムーブメント瞑想
（立った姿勢／座った姿勢）

詳しくはこちら
P.104～

①歩行瞑想

・スピードは自由だが、最初はゆっくり歩くのがおすすめ
・手脚の筋肉・関節の動き、地面と接触する感覚に注意を向ける
・「右／左」とか「上げる／下げる」のように、自分の動き（ムーブメント）にラベリングする

②立った姿勢でムーブメント瞑想

・足を肩幅に開いて立ち、伸ばした両腕を左右からゆっくり上げていく
・腕の筋肉の動き、血液が下がってくる感じ、重力に意識を向ける
・上まで来たら、今度はゆっくり下げながら同様に（これを繰り返す）

③座った姿勢でムーブメント瞑想

・椅子に座った状態で、後ろから前にゆっくり両肩を回す
・筋肉や関節などの動き・感覚へ細かく注意を向ける
・一周したら、逆に肩を回しながら、同様に注意を向ける

④そのほかこんな方法も

・日常の動き（服を着る／歯を磨くなど）に意識を向ける
・自動車の運転中に、シートとお尻が触れている感覚、手がハンドルに触れている感覚、ハンドルをきったりブレーキを踏んだりするときの筋肉や関節の動きに注意を向ける（くれぐれも事故には注意を）
・ラジオ体操をやりながら、身体の動きや感覚を意識する

ポイント

・「玄関を出たところからスタート」「駅の改札を出たら開始」など、ムーブメント瞑想をやるタイミングをあらかじめ決めると習慣をつくりやすい
・日々の食事に注意を向ける（食事瞑想→92ページ）

3 ストレスで体調がすぐれないとき

――ブリージング・スペース

詳しくはこちら P.130～

脳の構造を変えて、ストレスの捉え方を変える

ストレスは脳内の現象ですが、慢性化すると身体にさまざまな影響を及ぼします。じんわりとした身体のだるさや肩こりのような症状から、激しい腹痛、胃腸の炎症まで。ストレスによる身体への影響に気づき、それを脳（前頭葉と扁桃体の関係性）から改善していく方法があります。

これに効く！

- ストレスの解消
- ストレス由来の緊張（肩こりなど）
- その他不調の改善

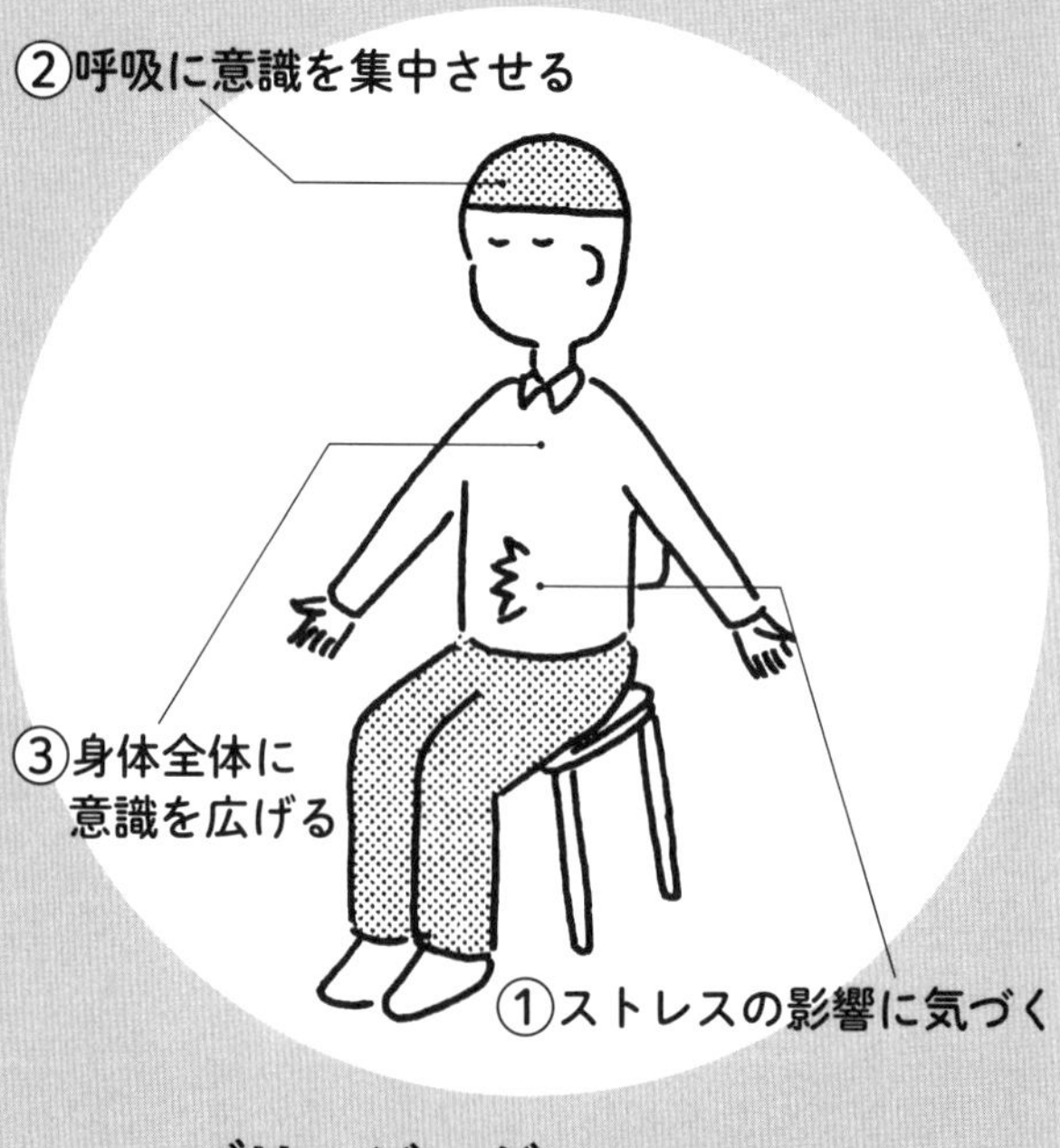
②呼吸に意識を集中させる
③身体全体に意識を広げる
①ストレスの影響に気づく

ブリージング・スペース

①ストレスの影響に気づく

・マインドフルネス瞑想の基本姿勢をとる（→20・21ページ）
・ストレスの原因になっていることを「1つの文」にする
・その文を心の中で唱えたとき、心や身体がどう反応するか確認する

②呼吸に意識を集中させる

・呼吸に「1」「2」とラベリング（→104ページ）する
・身体の緊張がゆるんでいくのを感じる

③身体全体に意識を広げる

・注意を全身に広げる（身体全体が呼吸をしているイメージ）
・息を吸い込むとき、ストレスに反応した身体の部位に空気を吹き込むようにイメージし、呼吸につれてそこがほぐれていく感じを持つ
・さらに注意を周囲の空間全体へも広げていく

ポイント

・身体的な疲労すらも、そのメインステージは脳である
・ストレス要因をフレーズ化することで、自分の「認知の歪み」を客観化できる

4

思考のループから脱したいとき

——モンキーマインド解消法

脳に繰り返し現れる「思考のサル」を黙らせる

頭の中にさまざまな雑念が渦巻いている「モンキーマインド」の状態では、脳のエネルギーが膨大に浪費され、どんどん疲労が蓄積し、睡眠の質も低下します。そんなときは、まず雑念そのものに対する「認知」を変えましょう。繰り返しやってくる思考に「名前」をつけると、ループに陥りづらくなります。

これに効く!

- 思考ループの抑制
- 集中力の向上
- 自己嫌悪の回避
- 寝つきの改善
- 深い睡眠

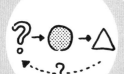

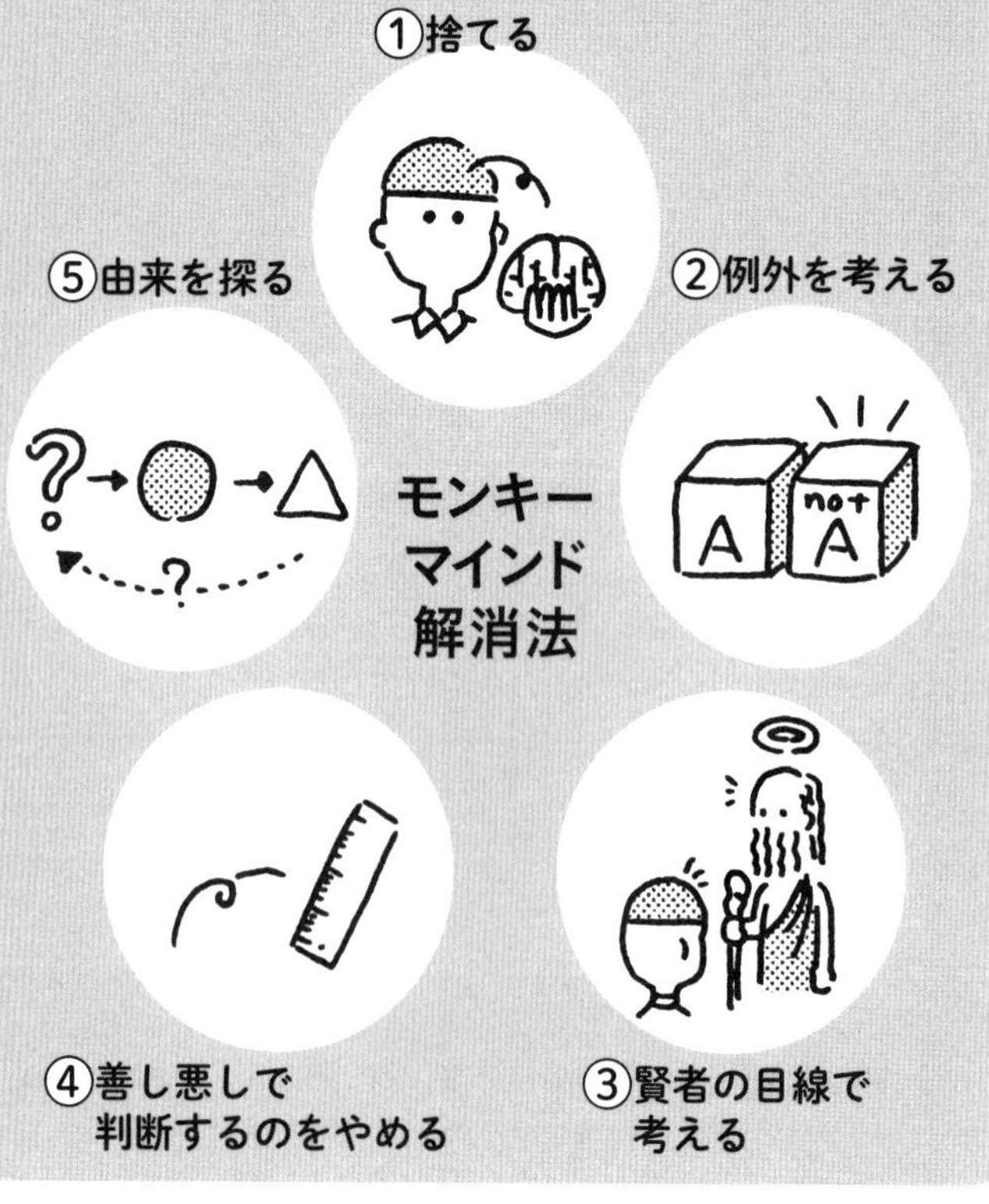

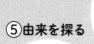

詳しくはこちら
P.148~

①捨てる

・思考にラベルを貼り、「何度も考えた」という事実に気づく
・「もう十分！」と思考を頭の外に送り出すイメージ

②例外を考える

・同じ考えが現れるのは、同じ前提を置いているせいでは？
・その考えが当てはまらないケースを考えてみる

③賢者の目線で考える

・自分が尊敬する人や歴史上の偉人ならどう考えるか？
・「雑念そのもの」と「雑念を抱く自分」とを同一視していないか？

④善し悪しで判断するのをやめる

・「いまここ」以外の基準で物事を評価していないか？
・「ノンジャッジメンタル（判断しない）」を意識する

⑤由来を探る

・その考えが何度も現れてくる原因は？
・自分の「深い願望（ディープニーズ）」から考え直す

ポイント

・「雑念＝電車」「自分＝プラットフォーム」のような認知行動療法的アプローチが有効
・思考のループは睡眠（脳の洗浄）の妨げにもなる

脳の休息法

5

怒りや衝動に流されそうなとき

——RAIN

「扁桃体ハイジャック」に陥らない脳構造をつくる

脳に過度なストレスがかかると、本能や感情を司る扁桃体が暴走をはじめます。通常は、理性に該当する前頭葉がそれを抑えつけますが、瞑想を続けていると、両者がフラットに均衡する脳構造をつくっていくことができます。怒りを感じたときには、RAINの4ステップで衝動をコントロールしましょう。

これに効く!

怒りの鎮静
欲望のコントロール
衝動の抑制
ダイエット
禁煙

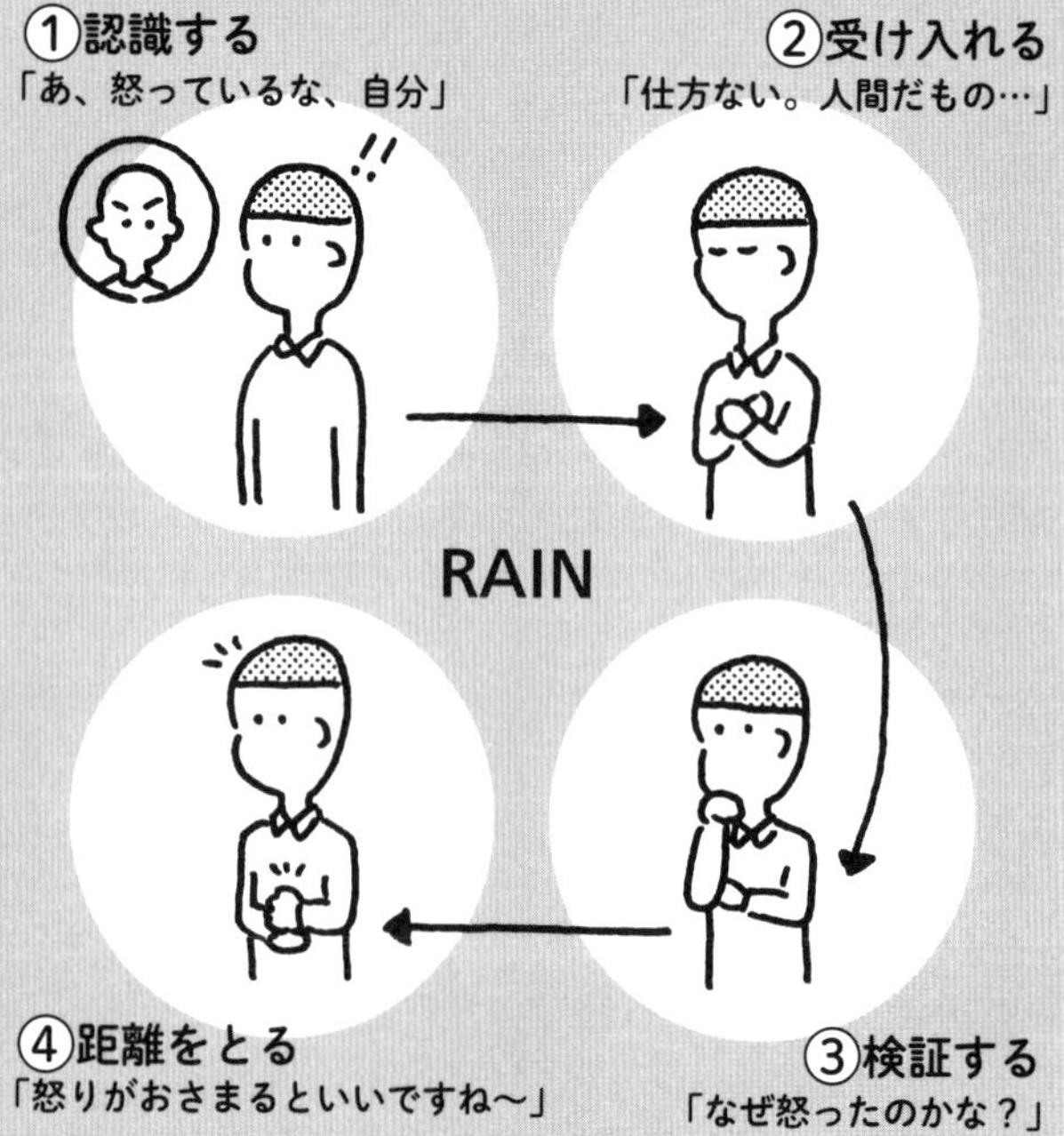
①認識する
「あ、怒っているな、自分」
②受け入れる
「仕方ない。人間だもの…」
RAIN
③検証する
「なぜ怒ったのかな?」
④距離をとる
「怒りがおさまるといいですね～」

詳しくはこちら
P.165～

①Recognize（認識する）

・自分の中に怒りが起きていることを認識する
・怒りと怒っている自分を同一視しない

②Accept（受け入れる）

・怒りが起きているという事実を受け入れる
・その事実に価値評価を加えず、そのまま許す

③Investigate（検証する）

・怒ったときに身体に何が起きているかを検証する
・心拍はどう変化している？
・身体のどこが緊張している？

④Non-Identification（距離をとる）

・自分の感情を個人的にとらえない
・怒りを突き離して「他人事」のように考えてみる

ポイント

・怒り以外のさまざまな衝動（クレーヴィング）にも有効
・目的意識が高い人ほど、心のゆとりがなくなり、衝動に走りやすい

脳の休息法

6

他人へのマイナス感情があるとき
――やさしさのメッタ

脳の疲れを解消する「前向きな感情」を育てる

誰にでも「どうしても好きになれない人」がいます。実際、ストレスの大半は人間関係の中から生まれます。嫌悪、妬み、怒りといったネガティブな感情を減らし、他人に対する愛情・慈しみを内面に育てる方法で、脳に疲れが溜まりづらい状態をつくっていきましょう。

これに効く！

他人へのマイナス感情の抑制

ポジティブな感情の育成

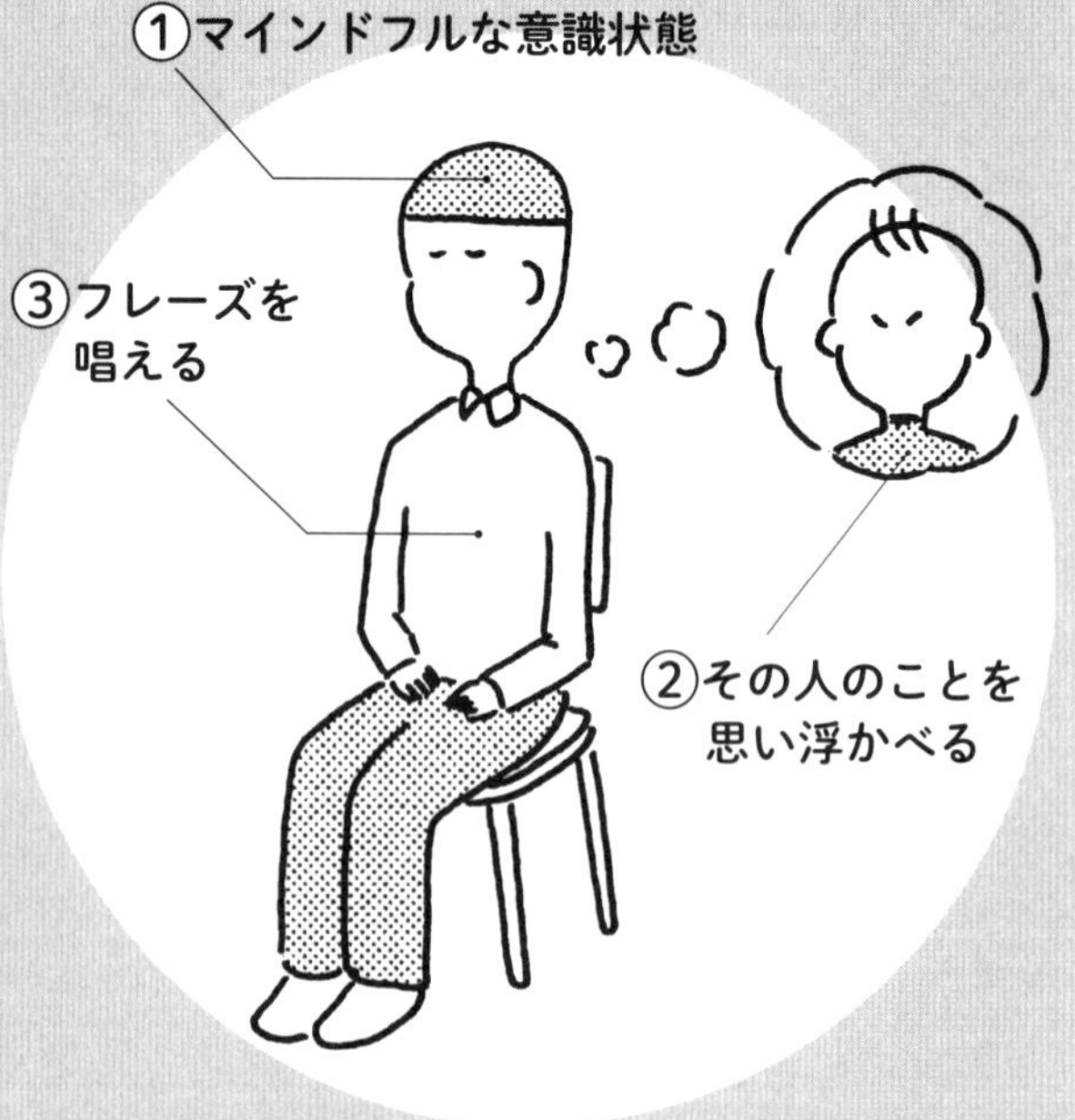

①マインドフルな意識状態
③フレーズを唱える
②その人のことを思い浮かべる

メッタ

詳しくはこちら
P.119～

①マインドフルな意識状態をつくる

・通常のマインドフルネス瞑想（→20・21ページ）を10分続ける
・ネガティブな感情から「いまここ」に注意を向け直す

②その人のことを思い浮かべる

・ストレスの原因になっている人をイメージする
・心身の変化に注意を向ける（身体の緊張、心の動き方など）

③心の中でフレーズを唱える

・「あなたがさまざまな危険から安全でありますように」
・「あなたが幸せで心安らかでありますように」
・「あなたが健康でありますように」

ポイント

・UCLAでもメッタ・プログラムは導入済み
・メッタは脳疲労の原因（DMNの過剰活動）を抑える

7

身体に違和感・痛みがあるとき

——ボディスキャン

身体の疲れ・痛みを脳からリフレッシュする

脳の状態は、自律神経やホルモンを介して身体に反映されます。脳の疲労蓄積がひどくなると、身体の一部にほてりや疲労感が生まれ、ひどいときには局所的な痛みが発生します。マインドフルネス瞑想は、短期的な痛みの抑制だけでなく、痛みに対処できる脳構造をつくるうえでも効果的です。

これに効く！

- ストレス性の痛み
- 皮膚疾患
- ホットフラッシュ
- 自律神経の調整

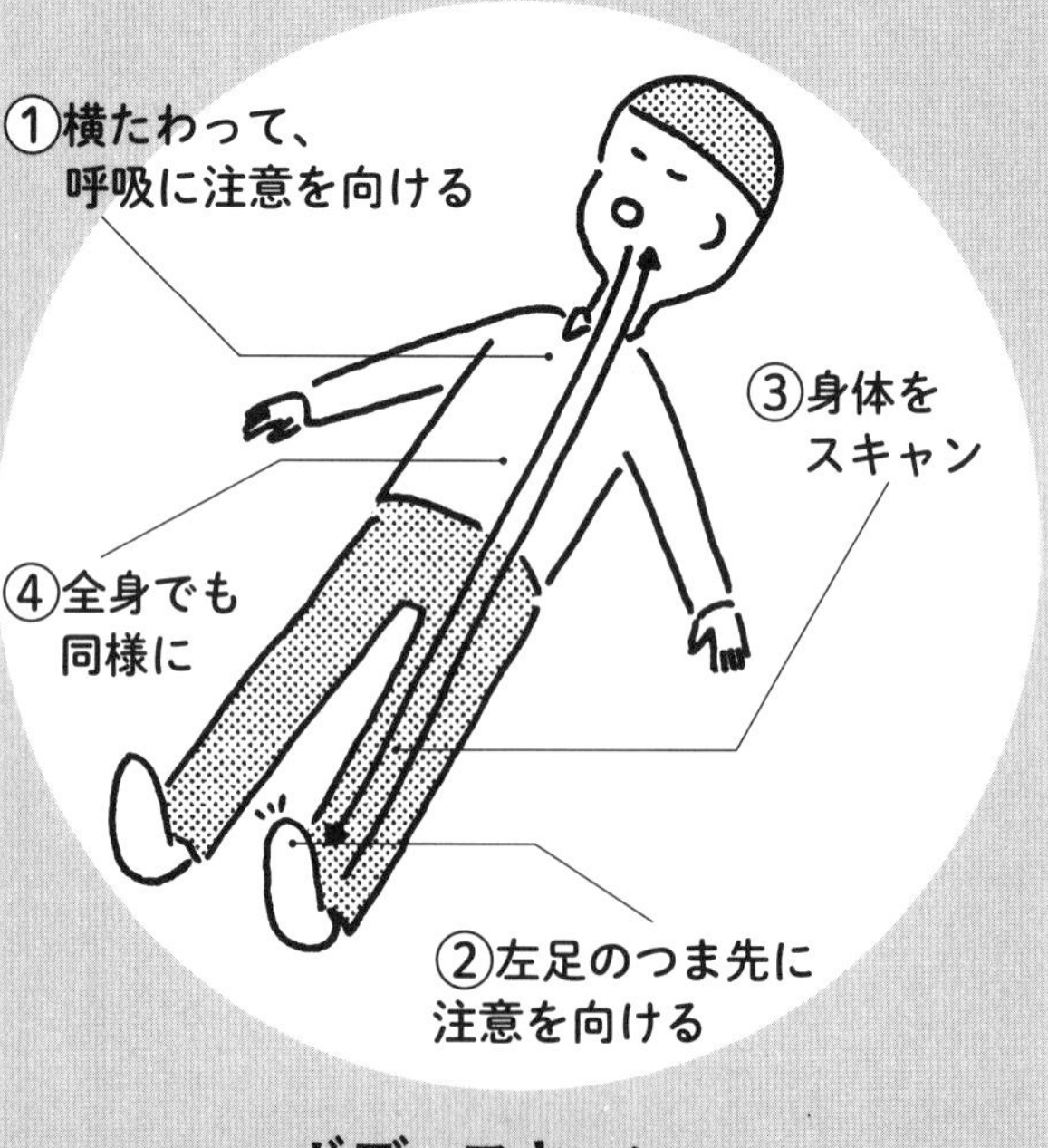
①横たわって、呼吸に注意を向ける
②左足のつま先に注意を向ける
③身体をスキャン
④全身でも同様に

ボディスキャン

詳しくはこちら
P.198~

①横たわって、呼吸に注意を向ける

・椅子に座りながらやってもOK
・呼吸に伴ってお腹が上下する感覚なども意識

②左足のつま先に注意を向ける

・足が靴や靴下に触れる感覚は？
・足の指が隣の指と触れ合う感覚は？

③身体をスキャン

・以下のように左足つま先から「スキャン」していく
・吸うとき：息が鼻から入り、身体を通って左足つま先に吹き込まれる
・吐くとき：左足つま先にある空気が、身体を通って鼻から出ていく

④同様のプロセスを全身で

・左の足先から左もものスキャンが終わったら、右脚、左右の手、頭や腹部などでも同様に
・痛みがある部分を観察し（痛みの強さ・性質の「ゆらぎ」に気づく）、その部分を同様にスキャンする

ポイント

・肩こりや全身のだるさなどにも効果が見込める
・「身体の感覚がどう変化しているか」にも注意すること

マインドフル・モーメント

「最高の休息法」の物語

舞台はアメリカのイェール大学。
それぞれの脳疲労を抱えた登場人物たちが、
「最高の休息法」を手に入れるまでの
「脳科学×瞑想」ストーリーです。

主な登場人物

ナツ（私／小川夏帆）——主人公。イェール大学研究員
ヨーダ（ラルフ・グローブ）——イェール大学教授
伯父（小川吉郎）——ナツの伯父。ベーグル店〈モーメント〉オーナー
カルロス——〈モーメント〉スタッフ。キッチン担当
クリス——〈モーメント〉スタッフ。キッチン担当
ダイアナ——〈モーメント〉スタッフ。フロア担当
トモミ——〈モーメント〉スタッフ。フロア担当
ブラッド——〈モーメント〉スタッフ。イェール大学研究員

Prologue

ニューヘイブンの隠者

私は米イェール大学・精神神経学科の地を再び踏んでいた。地下へ続く狭い階段を降りると、研究室のドアは開いている。中にいる人物と入口越しに目が合った。

「ほう、ナッツ！」

この研究室の主であるラルフ・グローブ教授だ。20世紀後半から革新的な脳科学研究を次々と発表してきたこの老人は、私のことを「ナッツ」と呼ぶ。小川夏帆《なつほ》という私の本名は、アメリカ人からすると記憶も発音もしづらいようだ。

「スーパー!!　また会えるとはのぅ」

「スーパー」というのは彼の口癖。「すばらしい」という意味だ。小柄な体格、しわくちゃの白衣、あらゆる方向に乱れまくったモジャモジャの白い頭髪、安物のサンダルに毛玉だらけの靴下……相変わらず、清潔とは言いがたい風貌である。

彼のことを知らない人に、彼の容姿を100％確実に伝える方法が1つだけある。映画「スター・ウォーズ」に出てくるヨーダそっくりなのだ。実際に本人を目にした人は、そのあまりの的確さに驚きを隠さない。

「ふぉふぉふぉふぉ、久しぶりじゃな。研究は順調かな？」

ヨーダ（心の中で私は彼のことをそう呼んでいた）は、握りしめたスポンジのように顔をしわくちゃにして、耳障りな高笑いを発している。どうやら私に再会できたのが相当うれしいようだ。

一方、私はこの部屋に入ってからずっと、どんな顔をすればいいかわからなかった。

「せ、先生……あのときは……すみませんでした！」

私は突然頭を下げた。心の中には激しい自己嫌悪が渦巻いている。

「まあ、座りなさい。ひとまずお茶でもどうじゃ？」

ヨーダは私の言葉などまるで意に介さぬかのように言い、陶器の湯呑みに緑茶を注ぎはじめた。

勧められるままに椅子に座ると、隣に積み上がっていた科学ジャーナルの山が雪崩《なだれ》を起こし、床にバラバラと広がる。研究室もまた彼の外見に似つかわしい散らかりようだ。

「ふぉふぉふぉ」

笑いながらモジャモジャ頭をボリボリかきむしると、白衣の脇の部分に汚らしい茶色のシミが見えた。いったいいつから洗濯していないのだろう。

ただ、残念なことに、これもお馴染みの光景だ。

「ナツ、ずいぶんと疲れとる様子じゃな。せっかくの美人が台無しじゃぞ。ま、疲れとらん現代人なんて、どこにもおらんのかもしれんがな、ふぉふぉ」

ヨーダの言うとおりだった。私はいま、数々の難題を抱えている。

しかし、何にも増して重大なのは、疲れていることだった。

問題を解決するための気力も体力も尽きかけ、ボロボロになったとき、私の足はどういうわけかここに向かっていた。目の前にいる怪しげな老人が棲みついた地下の研究室。まさか戻ってくるとは思わなかったこの場所――。

ヨーダが淹れてくれたあたたかい緑茶をひと口すると、これまで目を向けないようにしていた疲れが心の奥底からドッと溢れてきた。

「先生、じつは……」

――これは、私が最高の休息法を手に入れるまでのストーリーだ。

Lecture 0

先端脳科学が注目する「脳の休め方」

最先端の脳科学で、心をメンテナンスする

私の名前は小川夏帆。脳科学の研究者を目指す29歳だ。

日本の大学院で博士課程を修了した私は、アメリカのイェール大学での研究ポストを手に入れた。いわゆるポスドク研究員だ。

自慢ではないが、日本にいたころの私は、前途有望そのものだった。数多のライバルを抜き去り、海外のトップジャーナルにいくつもの論文を発表した。人が5時間で満足するところを、10時間を費やして徹底的に研究に打ち込んできた。

それに、かつてタカラジェンヌを目指したという母のおかげで、幸い外見も悪くはない。男性から声をかけられることも少なくなかった。

才能と努力、その両方を兼ね備えた（と思っていた）私は、意気揚々とイェールに渡り、一流研究者への助走期間を駆け抜けるつもりだった。

ハーバード、プリンストン、コロンビア、ペンシルベニア、コーネル、ダートマス、ブラウン、そしてイェールの8大学は、アメリカ屈指の名門私立校としてアイヴィー

リーグと呼ばれている。これにマサチューセッツ工科大学とスタンフォード大学を加えて、アメリカ難関10大学などといわれることもある。

選ばれしエリート中のエリートのみが集う最高学府の中でも、イェール大学は多くの歴代大統領を輩出したことで知られる名門だ。

「最先端の脳科学を使って、人々の心の悩みを解決したい」――そう願ってきた私が選んだのは、イェール大学医学部にある精神神経学科だった。イェールの精神神経学科は「USニューズ」という雑誌で毎年のように世界ランク5位以内に入る高評価を受けている[■01]。ここには世界最先端のメンタルケアがあるのだ。

イェールはアメリカの北東部、コネチカット州のニューヘイブンにある。この小さな街を訪れた私は、これからはじまる研究生活に胸をときめかせていた。１７０１年に創立された歴史あるこの大学は、街の中心部に位置するレンガ造りの建物群から構成されている。

精神神経学科がある建物には、世界的に有名な研究者たちのラボが入っていた。遺伝子研究室、臨床試験研究室、先端脳科学研究室、疫学研究室、画像研究室……私のワクワクはとまらなかった。

そして、自分があのラルフ・グローブ教授の研究室に配属されることになったと聞いたとき、その興奮は頂点に達した。少なくとも最先端の脳科学を志す研究者で、グローブの名を知らない者はいないはずだ。彼が残してきた業績たるや数え切れない。

しかし、その期待も1時間後には失望に変わっていた。それは、あのヨーダのような風貌が抱かせたイメージギャップのせいだけではない。

「グローブ教授は昔の彼とは違うんだ」

「よりによってあのラボとは……お気の毒さま」

ほとんどの同僚が口を揃えてそう言った。何があったのかは知らないが、あるときから彼の学者としての名声は失墜したらしい。日当たりの悪い地下の研究室に移されてからは、もはや誰からも顧みられなくなったという。

そして、私にとって何よりもショックだったのが、グローブ教授が以前のような最先端脳科学の研究をやめてしまったというニュースだった。

「脳をつくる時代」が到来

「なんと、京都で生まれ育ったと？　スーパー!!　わしも何度か行ったことがあるが、あんなにすばらしい土地はないな。さあさあ、お茶でも飲もうぞ」

大の日本フリークということも手伝って、久しぶりの新人に対するヨーダの歓待ぶりは並大抵ではなかった。あの強烈な不潔ささえなければ、彼がとても魅力的な人物であることは私も否定しない。

ただ、貴重な研究生活をこの変人の下で無駄にするのは、どうしても耐えられなかった。配属から2週間も経たないうちに、私は医学部のチェアマンに掛け合い、「いますぐ研究室を変更してほしい」と食い下がった。半ば呆れ顔のチェアマンを説き伏せ、私が次に配置されたのが先端脳科学研究室だった。

しょげ返るヨーダを打ち捨てて手に入れたその研究環境は、まさに私が求めていたものだった。同僚たちは、鳥肌が立つような最先端の研究に取り組んでいる。メンタルケアにおける脳科学の進歩にはすさまじいものがあった。

たとえば、うつや不眠といった症状が、脳内の出来事に起因するのは周知のところだが、いまでは脳という臓器に対する直接的な治療がはじまっている。

その1つが、「磁気」を用いて脳の活動を局所的に変える**ｒＴＭＳ**（Repetitive Transcranial Magnetic Stimulation: 反復経頭蓋磁気刺激法）と呼ばれる治療法だ。この方法で左背外側前頭前野という部位の活動を高めると、うつを治療することができる。

もはや、副作用とは切り離せない薬物を投与するだけの時代ではないのだ。**ｆＭＲＩ**（磁気共鳴機能画像法）や**ＱＥＥＧ**（Quantitative Electroencephalography: 定量脳波）といった画像検査で治療ターゲットを絞り、患者ごとに最適な治療が施されてきている。さらに、脳の深奥部にまで到達する**深部磁気刺激**（Deep TMS）という磁気治療では、強迫神経症やＰＴＳＤ（心的外傷後ストレス障害）、薬物依存など、10を超える適応症が見込まれている。

アメリカでは、このような先端研究が国家レベルで後押しされている。２０１３年からはじまった**ＢＲＡＩＮ構想**（The Brain Research through Advancing Innovative Neurotechnologies）は、脳をとことん解明しようとするホワイトハウス主導のプロジェクトだ。

脳内物質や受容体に作用する治療薬の開発も目覚ましい。うつ病治療のスピードアップを図る薬物として、ケタミン、スコポラミン、亜酸化窒素などが候補とされている。これらは、もともとうつの薬として開発されたわけではなく、抗うつ剤の作用メカニズムが脳科学的に解明されていく中で、新たに見出されてきたものだ。**磁気共鳴スペクトロスコピー**と呼ばれる画像技術を使えば、ＧＡＢＡやグルタミン酸といった脳内物質を測定したりすることも可能だ。

さらに、**人工知能（ＡＩ）**分野の研究と重なる部分も大きい。グーグル傘下にあるディープマインドという会社が、インベーダー・ゲームをするＡＩを開発したというニュースがあったが、いまでは外付けのコンピュータで人間の記憶を補う技術も開発が進められている。高齢化に伴って増加するであろう認知症なども、テクノロジー的に対処できるようになるかもしれない。

脳をつくる時代がもうそこに来ているのだ。

私が移った先端脳科学研究室は、そんな未来を先取りする最先端知識の宝庫だった。ずっと充電されていたエネルギーが堰《せき》を切ったかのように解き放たれ、昼夜を問わず来る日も来る日も研究室に入り浸った。

注意散漫、怒り、無気力…「脳疲労」のいろいろ

「それでまた、どうしてこの老いぼれのところに戻ってきたんじゃ？」

私の苦い回想を見透かしたかのように、ヨーダが尋ねた。

「それは……」

早い話が私は「敗北」したのだ。

世界から集まった一流の若手研究者たちのあいだで、私は結果を出せなかった。

先端脳科学研究室は、神経がすり減るような激しい競争環境だった。

ある日、やっとの思いで苦しみながら申請したグラント（研究助成金）の審査に落ちたとわかった瞬間、あろうことか私は研究室でパニック発作を起こしてしまった。涙、嗚咽、過呼吸が続き、たまらず私はその場を逃げ出した。

それ以来、張り詰めていた緊張の糸が切れた私は、研究室にも顔を出さなくなり、下宿にひきこもった。食事も喉を通らず、廃人同然になっていた。

「（このまま日本に帰ったほうがいいのかな……）」

何度そう考えたことだろう。だが、決してそうするわけにはいかない理由が私にはあった。「ほら見たことか」と言わんばかりの父の表情が脳裏をよぎる。そう、絶対に帰るわけにはいかないのだ。

いよいよこのままではいけないという焦りに駆られた私は、最後の手段に出ることにした。同じコネチカットの地に住んでいる伯父の力を借りるのだ。

彼はここニューヘイブンから西に行ったニューキャナンという街でビジネスをしていると聞いていた。

「どうしても困ったら、伯父さんに相談しなさい」

渡米する直前に母がこっそり伯父のメールアドレスを教えてくれていたのだ。

伯父とは幼いころからもう20年以上も会っていなかった。しかし肉親、それもかわいい姪の頼みとあらば、きっと聞き入れてくれるに違いない——そう見込んでいた私は、イェールでの研究に行き詰まっていること、できれば伯父のビジネスを手伝わせてほしいこと……なるべく全部を包み隠さずに、長いメールにしたためた。

幸い、伯父からはすぐに返信があったが、そこには「わかりました。店はこちらです」というごく短い文面があるだけだった。メールに書かれてあったURLをクリックすると、〈モーメント〉というベーグル店のウェブページが開く。

ベーグルは、19世紀後半にアメリカへ入植した東欧ユダヤ人たちが伝えて以来、ニューヨークやその周辺のいわゆるニューイングランド地方で、かなりポピュラーな食べ物になっている。何年も更新されていなさそうな古めかしいデザインのウェブサイトに、なんとなく嫌な予感を抱きながらも、とりあえず伯父の店を訪ねてみることにした。


ニューキャナンの中心部には、ニューイングランド特有の歴史を感じさせる雰囲気が広がっている。伯父のベーグル店〈モーメント〉は、赤レンガの建物が並ぶ街並みから少し離れた一角に立っていた。くたびれた外観を見ただけで薄々わかってはいたが、店内に入った瞬間に予感は確信に変わった。

「(うわっ、いまにもつぶれそう……)」

いくら私が研究一筋で生きてきた世間知らずであるにしても、それくらいのことはすぐにわかった。

店内には数人の店員のほかは誰もおらず、伯父らしき姿も見えない。仕方なく、べーグルサンドとコーヒーを注文するも、店員は驚くほど無愛想で、テーブルや床には得体の知れない汚れがこびりついている。ひどく待たされてから出てきたベーグルはお世辞にもおいしいとは言えないし、コーヒーは冷めかけていた。ひと言で言うなら最悪の店、である。

「な、ひどいだろ。このとおりの状況なんだ。だから力にはなれないよ」

突然聞こえた日本語に驚いて振り返ると、中年の日本人男性が立っていた。どことなく父と似た容姿ですぐわかる。彼が小川吉郎《よしろう》──父の兄、そして私の伯父だ。ほとんど覚えていなかったが、私の記憶の中の伯父はもっとやさしそうな人だった。顔を合わせるのは20年ぶり以上なのだから、「大きくなったな」のひと言くらいあってもよさそうなものではないか。

「経営者のおれが言うんだから間違いない。この店はもうダメだよ。利益もほとんど出ていないから、君に払う給料もない。夏美さん（私の母のことだ）からもメールをもらったんだ。夏帆、日本に帰りなさい。あいつの病気もよくないんだろ」

「あいつ」というのは私の父のことだ。昔から私と父の関係は最悪だった。父は京都にある禅寺の住職だ。幼いころから坐禅を組まされたり、厳しい修行を課されてきた私の反抗心は、思春期を迎えたころに爆発した。

「坐禅、修行……あんな非科学的なもので人の心が救えるはずがない！」

父への反発心が、科学で人の心を癒す道、脳科学へと私をさらに駆り立てた。

イェール行きを決めた直後、父のガンが発覚した。入院して闘病生活がはじまってからも、父は私の渡米に反対し続けた。

「やめとけ、お前には無理や」

それが父の言い分だった。

「なんでわかってくれへんの！」

長年にわたり抱いてきた父への不満が爆発し、私はとうとう別れも告げないままアメリカにやってきてしまった。

いまでも父のことを思い出すと、怒りがとまらなくなる。本当に悔しくて仕方がなかったのだ。だからこそ、研究者として圧倒的な結果を出さない限り、私は日本に帰れない。帰らない。そう心に決めていた。

私は「ここで働かせてください」と伯父に食い下がった。何の根拠もなかったが、「この店を立て直してみせます！」と宣言した。伯父も私と同じくらい頑固な性格だったが、さすがにこちらが1時間以上も粘るとは思わなかったらしい。露骨にうんざりした様子を見せながらも、しまいには折れた。

「勝手にしろ！　こんな店……もうダメなんだ」

モーメントのスタッフは伯父を含めて6人だった。

この店のスタッフにはみな問題があった。お調子者で注意力散漫。人から何か注意されることに過敏で反抗的。不遜で他罰的。受け身で主体性がない。ネガティブで無気力の塊……。全員に共通していたのが、覇気のなさだ。彼らには「打てば響く」感じがまったくしない。

「イェールで脳科学を研究している姪のナツだ。今日からこの店を手伝ってもらう」

伯父のいい加減な紹介を受けた私は、翌日からバタバタと忙しく動き回り、スタッフに対しても遠慮せずにあれこれと注意して回った。自らウェイトレスとして接客もし、手本になろうともした。家に帰ってからも睡眠時間を削って経営の勉強をし、すぐさまそれを実行に移した。

だが、こちらがどれだけ熱心にやろうとも、彼らは以前にも増して疲れた顔をして動こうとしない。むしろ、より怠惰になったくらいだ。

私自身にも疲れとイライラが蓄積していき、1週間経ったある日、私はとうとうお客のいる前でスタッフの1人を怒鳴りつけてしまった。

翌日、スタッフたち全員が仕事をボイコットした。伯父には「あの女を解雇しない限り、私たちは働かない」と言っているらしい。

「そういうことだ、夏帆。力になれなくてすまないが、やっぱり辞めてくれ。これは1週間分の給料だ」

そう言い残すと、伯父は去っていった。もはやそこまでだった――。

私はその場にへたり込んだ。すっかり疲れきっていた。アメリカに来てから数カ月、ほとんど休めていない。いや、日本にいたときだって、まともに休んだ記憶はほとんどない。

私の頭の中にはいつもひっきりなしに考えが浮かんでいた。休まなかったのではなく、休もうと思っても休めなかったのかもしれない。

世界トップ企業が導入する「最高の休息法」

「で、気づいたら、わしの研究室を訪ねていたというわけか」

ヨーダはくしゃくしゃの笑顔を私に向けた。悔しいけれどそのとおりだった。私が頼れそうな人は、もうイェールのこの研究室にしかいなかった。

思えばアメリカにやってきて以来、私を手放しで歓迎してくれた人がヨーダのほかにいただろうか。

「じゃが、ナツ。わしが何かの役に立てるとも思えんな……。このとおり、わしはニューヘイブンの片隅で**マインドフルネス**なぞという得体の知れんものに入れ込んどる老いぼれじゃ」

じつのところ、まさにそれこそが私がここにいる理由でもあった。最先端の脳科学を離れたヨーダが、マインドフルネス研究に没頭していることは、なんとなく知っていた。研究室で瞑想をしたりする彼の姿を見かけた記憶があったからだ。

しかし、だからこそ、私には我慢がならなかった。あの瞑想はいやでも父の坐禅姿を思い出させる。仏教の非科学的な世界から抜け出すために、脳科学を志してイェールまでやってきたのだ。どうしてここでもあの忌まわしい「修行」につきまとわれなくてはならないのか——それが以前の私の気持ちだった。

しかし万策が尽きたいま、もはやなりふりかまってなどいられない。それに、マインドフルネスはアメリカで一大ブームを引き起こしていた。病院、学校、そして多くの企業にも、これが積極的に取り入れられているというニュースは、いくら無関心を決め込んでいても耳に入ってくる。

グーグル、アップル、シスコ、フェイスブックなど、世界を代表する上位企業でも次々とマインドフルネスが導入されているし、一流の起業家・経営者たちがその実践者であることも知られている。あのスティーブ・ジョブズがメディテーション（瞑想）に傾倒していたことはあまりに有名だ。

セールスフォース・ドットコムのマーク・ベニオフ、リンクトインのジェフ・ウェイナー、ホールフーズのジョン・マッキー、ツイッターなどの創業者エヴァン・ウィリアムズ、大手医療保険会社エトナのＣＥＯマーク・ベルトリーニなど、枚挙にはいとまがない。

全社でマインドフルネスを導入したエトナでは、社員のストレスが３分の１になり、仕事効率が向上した。すべてが直接的な原因ではないにしろ、導入後には従業員の医療費が大幅に減り、1人あたりの生産性が年間約3000ドルも高まったという。■02

「マインドフルネスなら、あの〈モーメント〉の覇気のないスタッフや伯父をなんとかできるかもしれない、そう思ったんです。……や、やっぱり無理でしょうか？」

ヨーダは例のモジャモジャ頭をかきむしりながら、黙ってうつむいた。やはり虫がよすぎるだろうか。なんせ、一方的にワガママを言って研究室を捨てておきながら、困ったからといって助けを求めているわけだ。私がヨーダの立場だったら、こんな人間には手を差し伸べようとは絶対思わない。

「……できるぞ」

ぼそりとヨーダが言った。「〈モーメント〉はきっとよくなる」

思わず彼のほうを見ると、あの冴えない風采の老人と同一人物だとは思えないほど、爛々と眼光が輝いている。

「むしろ、そんな疲れきった職場にこそ、マインドフルネスは効果を発揮するんじゃ。なぜなら、マインドフルネスは**最高の休息法**なんじゃからな！」

「え？　じ、じゃあ、〈モーメント〉再建のアドバイスをいただけるんですね？」

私は声を上ずらせながら聞いた。

「うむ。ただし、1つだけ条件がある」

「条件……ですか？」

「簡単じゃ。ナツ、君自身もわしの教える休息法を実践すること。なぜかわかるか？　いまのナツには絶対に休息が必要じゃ。君はもう何年も休んどらん人間の顔をしとる。せっかくの美人がもったいない。わしとの約束じゃ、いいな？」

私はこくりと頷いた。

「スーパー!!」

いつもの口癖と、握りつぶしたスポンジのようなくしゃくしゃのスマイル――。

こうして私たちの「最高の休息法レクチャー」がはじまった。

Lecture 1

「疲れない心」を科学的につくるには?

脳科学と瞑想のあいだ

世界が熱望する「脳を癒すための技術群」

「まずはナッツ、君はマインドフルネスについて何を知っとる?」

ニューヘイブンの隠者、ヨーダことラルフ・グローブ教授は、私をまっすぐに見ながら聞いた。私にも多少の知識はあった。

マインドフルネスの起源は原始仏教にあると言われている。19世紀ビクトリア朝時代のイギリス人がスリランカを訪れた際、この概念に出会って西洋に持ち帰ったのだという。西洋人が東洋の思想や瞑想法を自分たち用にアレンジしたものだと言えばいいだろうか。そのため、もともとあった宗教性は排除されており、どちらかと言えば実用面に比重が置かれている。

そんなことをモゴモゴと説明しながら、私はスマートフォンで「mindfulness」を検索していた。いろいろと表面的な知識はあっても、その核心についてはよくわかっていないというのが本音だったからだ。グーグルの検索結果が教えてくれたマインドフルネスの定義はこんなところだった。

「評価や判断を加えずに、いまここの経験に対して能動的に注意を向けること」

「この定義でいったい何が理解できるんでしょうか？　こんな非科学的なものが、なんでまたアメリカで流行したのか……さっぱりわかりません!!」

やはり私には坐禅アレルギーが残っている。データやロジックで説明できない曖昧な世界や、そこに救いを求める心に強い嫌悪を感じるのだ。

「うむ、それでいい」

ヨーダは静かに言った。「定義は何通りかあるが、似たり寄ったりじゃ。どれも出来がいいとは言えん。じゃから、わしはこれをひと言で説明してほしいと言われたときには『休息の方法』と答えとる。マインドフルネスは脳と心を休ませるための技術群なんじゃ。

そう考えると、これがアメリカで爆発的に流行した理由もよくわかってくるぞ。アメリカ人は、子どものころから成功することを宿命づけられ、自分に鞭打ちながら生きとる。自由の国などと言われておるが、自由だからこそ何かをやり続けることが求められとるんじゃ。何もしないでぼーっとすることは罪とされる文化じゃな。成功や目標達成へのプレッシャーとつねに戦わねばならん。競争は必至。成功するためには勝つしかないからな。

しかし、それにもいよいよ限界が見えてきた。アメリカ人はすばやく仕事をこなしたり、効率よくお金を稼いだりする方法は知っとるが、立ち止まる方法についてはこれまで考えたことがなかった。アクセルはあるがブレーキのない車のようなものじゃ。

そんなとき、はるか昔に東洋から持ち込まれたマインドフルネスが再発見された。休息の方法を知らなかったアメリカ人たちは、『これぞ自分たちが求めていたものだ！』と言わんばかりに、これに飛びついた。そしていまに至る、というわけじゃ――」

疲れているのは「身体」ではなく「脳」だった!!

ヨーダの語ってみせたストーリーはもっともらしく思われた。「マインドフルネス＝休息法」という補助線を引いてみると、これが世界的な流行を呼んだ理由もよくわかる。

そして同時に、これが日本人にも、いまの私自身にも必要だということにも納得せざるを得なかった。なぜなら、「疲れている」という意味では、私たち日本人もアメリカ人に引けを取らないはずだからだ。

「じゃからこそ、〈モーメント〉はマインドフルネスで救えると言ったんじゃ。ナツは『スタッフに覇気がない』と言ったが、その原因はおそらく肉体的な疲労ではない。何しろ、お客が入らず暇で仕方ないんじゃからな。

君の伯父さんも含めて、問題は脳の疲れじゃ。身体が疲れるのは忙しく働き回ったときじゃが、脳はもっといろんな理由で疲労する。どれだけ休暇を取ろうと、なかなか解消する問題ではないぞ。

こうして組織まるごとが疲れていくケースは、アメリカだけでなく日本にもあるはずじゃ。組織は疲労する。これを知っておった優秀な企業トップたちは、いち早くマインドフルネスを企業に導入したというわけじゃな。

彼ら個人は、大きな成功を遂げたかもしれん。お金も知識も社会的地位もある。しかし、心の休息はお金では買えんのじゃよ。プライベート・ジェットで豪華な旅行をしても、何千ドルもするスパに行っても、癒されない何かがある。それに彼らは気づいたんじゃろうな。

結局のところ、自分の内面が休まらなければ本当の休息にはならんということに」

瞑想の「科学的裏づけ」が進んでいる

「どうじゃ？　世界のエリートたちがこの休息法を実践する気持ちが少しはわかってきたかな」

ヨーダは一気にまくし立てると、手元の緑茶をすすった。

「う～ん、でも、こんなものに本当に効果があるんでしょうか？　正直言って、時間を持て余したお金持ちの暇つぶしとしか思えません」

私はこれでもかなり遠慮した物言いをしたつもりだった。半信半疑どころか、まったく信じる気になれない。

「ふぉふぉふぉ、スーパー!!　先ほど言ったじゃろ？　マインドフルネスは最高の休息法じゃと。なぜわしがここまで言いきるかと言えば、これがただの東洋式瞑想の焼き直しに留まらず、科学的に裏づけられたものに進化しつつあるからじゃ。ナツはフォローしとらんようじゃが、世界トップクラスのアカデミック・ジャーナルでも、マインドフルネスに関する研究論文は相当数あるぞ」

まったくの無知というわけではなかったにしろ、その類の研究論文をまともに読んだことがないのは事実だった。ヨーダが続ける。

「心の疲労の典型に**燃え尽き症候群**というのがあるじゃろ？　それまで1つの物事に没頭していた人が、心身の極度の疲労により燃え尽きたように意欲を失い、社会に適応できなくなる状態じゃ。マインドフルネスは、こういう人たちにかなりの効き目を発揮することがわかっておる。

たとえば、２００９年にニューヨークの医師マイケル・クラスナーが発表した報告がある。70人の医師にマインドフルネスプログラムを施したところ、燃え尽きのサインである感情的疲労の症状が25％改善したという。

一方で、彼らのマインドフルネス習熟度を測定すると、20％の上昇が見られた。彼らの感情的疲労の改善と、マインドフルネス習熟度とのあいだには統計的に有意な相関性が見られたため、マインドフルネスが疲労を和らげた可能性は高い、というわけじゃな[01]」

私は自分の不勉強を恥じた。この論文が掲載されているのは、アメリカの臨床医学分野のトップジャーナルだ。２００９年の時点でそんな成果が発表されていたとは……。

「ふぉふぉふぉ。いいか、マインドフルネスはただの瞑想マニアの娯楽ではないんじゃ。もはや、最先端の脳科学や精神医学が大真面目に研究する科学的休息法になりつつある。休息の方法がここまで真剣に議論されたことがあったかの？　ないはずじゃ。その意味でこれは、現段階では科学的に裏づけられた最高の休息法だと言っていい」

勝手に脳は疲れていく——DMNという浪費家

「脳科学を志しているナツなら、こっちのほうがお気に召すかもしれん。マインドフルネスは脳科学的なアプローチでもかなり研究が進んでおる。もはや『東洋の神秘』は過去の話じゃ。参考までにいくつか面白いものを紹介するとしよう」

ヨーダはボリボリと頭をかいた指で、すばやくタブレットを操作しはじめた。どれだけ膨大な論文リストが頭の中に入っているのだろうか。いつもの彼に似つかわしくないスピードで、次々とファイルをピックアップしていく。

「マインドフルネスが脳にポジティブな変化を起こすことはまず間違いない。たとえば、ここイェール大学にいた**ジャドソン・ブリューアー**が２０１１年に発表した論文じゃ。10年以上の瞑想経験がある人を対象に、マインドフルネス・セッションを行ったときの脳活動を測定したわけじゃが……ほれ、このとおり。どのセッションでも**内側前頭前野**と**後帯状皮質**の活動が低下しとるのがわかるじゃろう？　つまりは、そういうことじゃ[02]」

　さすがにすべてを説明するのは、専門家である私にも失礼だと思ったようだ。補足しておけば、これらの部位は記憶・感情などに加え、**デフォルト・モード・ネットワーク（DMN）**を司る部位でもある。

　DMNとは、内側前頭前野、後帯状皮質、楔前部《けつぜんぶ》、そして下頭頂小葉などから成る脳回路であり、意識的な活動をしていないときに働く脳のベースライン活動だ。いわば脳のアイドリング状態といったところだろうか。端的に言えば、脳というのは、つねに動いていようとする臓器なのだ。

　振り返ってみると、どれだけぼーっとしているときでも、私の頭の中にはいろいろな雑念が浮かんでは消えを繰り返している。

　そう、DMNは「心がさまよっているときに働く回路」として知られている。そして人間の脳は、なんと1日のおよそ半分以上を心さまようことに費やしているというのだ[03]。これは、心が外側に向かっておらず、内向きになっている状態とも言えるかもしれない。実際、DMNに関係する部位の中でも、特に後帯状皮質は、「自己へのとらわれ」に関わるとされている。

「重要なのは、DMNのエネルギー消費量は、脳の全エネルギー消費の60～80％を占めるとも言われておることじゃな。つまり、DMNこそが脳のエネルギーの最大の浪費家であり、ここに脳の疲れの正体があるのではないかということなんじゃ。逆に、何か意識的な作業をするにしても、追加で必要になるエネルギーは5％ほどじゃというから、いかにDMNが大食漢かということじゃな。[04]

脳を休めたければ、エネルギーの浪費家であるDMNを使いすぎないようにせねばならん。マインドフルネスに習熟すれば、その要である内側前頭前野と後帯状皮質の活動を抑えることができる。こうして瞑想は、雑念が脳のエネルギーを無駄遣いするのを防いでくれるというわけじゃ」

脳のアイドリング中に浮かんでくる雑念こそが、脳疲労の最大要因の1つであり、その雑念を抑えることで脳を休ませるというのが、マインドフルネス瞑想の基本メカニズムらしい。

「なるほど、ただぼーっとしていても、脳は動き続けているから、まったく休息にな

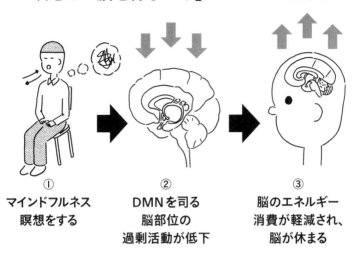

瞑想が「脳を休ませる」メカニズムとは？

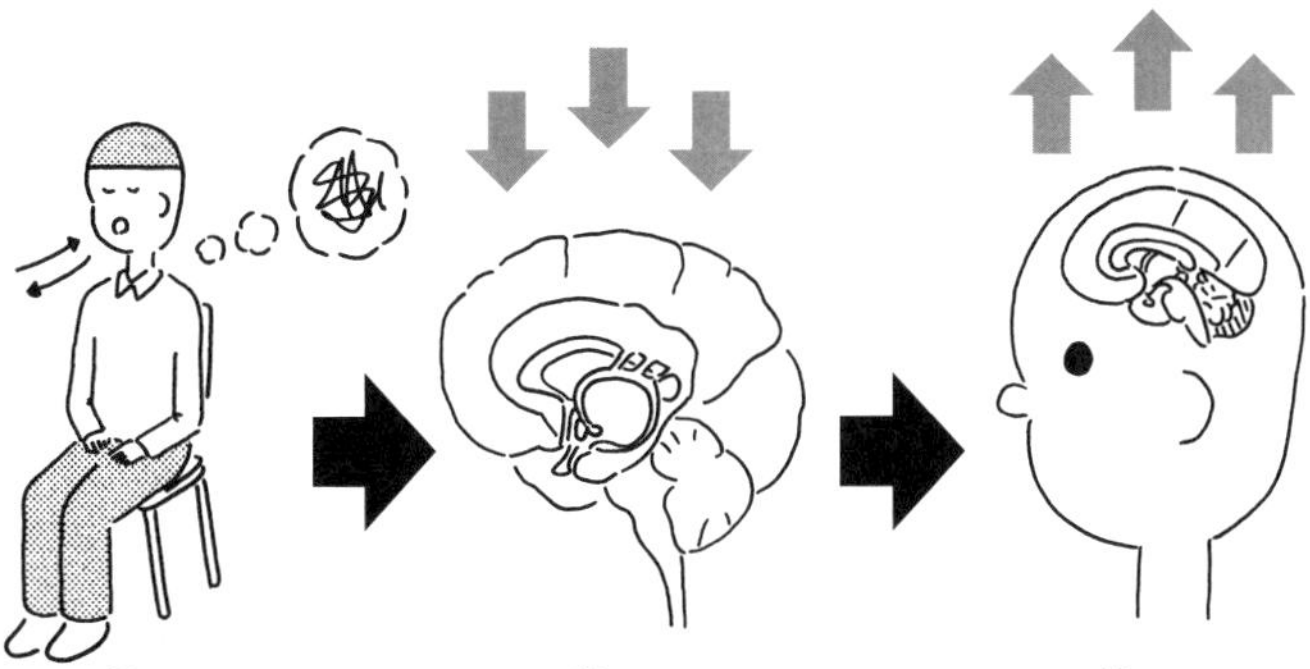

らない可能性が高いってことですね」

「うむ。うつ病などにTMS磁気治療が有効なのも、これがDMNに作用するのが理由の1つじゃ。[05] わしの弟子に、ロサンゼルスでクリニックを開業しとる物好きな日本人がおるが、彼のクリニックでは10例ほどの患者にTMS磁気治療を行ったところ、倦怠感の改善が統計的に有意に見られたという。[06] これもDMNと脳の疲れの関連性をサポートするデータと言えそうじゃな。

あとは、うつ病の人たちには『あのとき、ああしておけばよかった』というネガティブな思考の反復、いわゆる**反芻《はんすう》思考**（rumination）がよく見られる。この種の思考も脳の疲労に直結するわけじゃが、これもまたＤＭＮの使いすぎとの関連性が指摘されておる」[07]

「くよくよと思い悩む人ほど、脳のエネルギーを浪費するってことですね」

ヨーダに圧倒され気味になりながら、私はなんとか返事をした。

「そういうことじゃ。あとは、２０１２年のスペルドゥッティのメタ解析も参考になるぞ」

ヨーダはどんどん次の論文に進んでいく。メタ解析というのは、ほかの多くの研究結果をまとめて解析することにより、研究手法の違いや症例数の少なさなどを補い、信頼性の高い結果を導き出す方法のことだ。

この研究でも、瞑想時には脳活動の変化が認められていた。活動変化部位は、尾状《びじょう》核《かく》（不要な情報を除いて注意を向けることに関与）、嗅内野《きゅうないや》（心がさまようのをとめることに関与）、内側前頭前皮質（自己認識や統制に関与）など。やはり、瞑想には脳と心を整える効果が見込めるということだ。[08]

疲れない脳の構造は「自分でつくれる」

「ここまでの話だけであれば、驚くようなことはないかもしれん。『瞑想をすれば心が落ち着く』なんてことは、わざわざ科学が実証せずとも、たいていの人がなんとなく思っとることじゃからな。

それだけでは終わらんところが、マインドフルネスの脳科学の面白いところじゃ。端的に言えば、マインドフルネスは脳の一時的な働き具合だけではなく、脳の構造そのものを変えてしまう」

いよいよ核心に近づいてきたようだ。ヨーダがにんまりと笑っている。

「マインドフルネスの父とも言われる**ジョン・カバット＝ジン**の名前は知っておるかな？　マサチューセッツ大学のカバット＝ジンは、従来の認知療法に瞑想を組み込んだ**マインドフルネス・ストレス低減法**（ＭＢＳＲ：Mindfulness-based Stress Reduction）という独自の方法を構築した人物じゃ。

彼らのグループによる２００５年、２０１１年の研究によれば、ＭＢＳＲを８週間にわたって実践したところ、大脳皮質（脳の表層の最も進化した部分）の厚さが増したという。[09] 要するに、脳の機能が高まったということじゃな。そのほか、老化による脳の萎縮に対しても効果があったという報告もある。[10] また別の研究では、左海馬、後帯状皮質、小脳で灰白質の密度増加が見られたというから、とくに記憶に関連する脳部位が強化される可能性もあるな。[11]

　容積の変化だけではないぞ。ブリューアーが言うように、脳の各部位のつながりも、マインドフルネスは変化させるんじゃ。経験のある瞑想者では後帯状皮質と背側前帯状皮質あるいは背外側前頭前野の連結が増しておったというからな。つまり、瞑想を継続的に行うことで、ＤＭＮの活動をコントロールできるようになるわけじゃ。となると、誰にでもさまよわない心、疲れづらい脳をつくることは可能じゃと考えられる」

　脳が絶えず自らを変化させるということ、いわゆる**脳の可塑性**については以前から明らかになっている。もしも今後の研究が進めば、マインドフルネスは人間が自分の脳を自由に変化させるための有効な手段になっていくだろう。

「……にわかには信じ難いですが、本当だとしたらすごい話ですね」

「うむ、そうなんじゃ。アメリカ国立衛生研究所のデータベースによると、マインドフルネスに関する論文数は、ここ15年で１００倍以上に増えておる。ただ、ここで注

瞑想は「8つの脳部位」の構造を変える

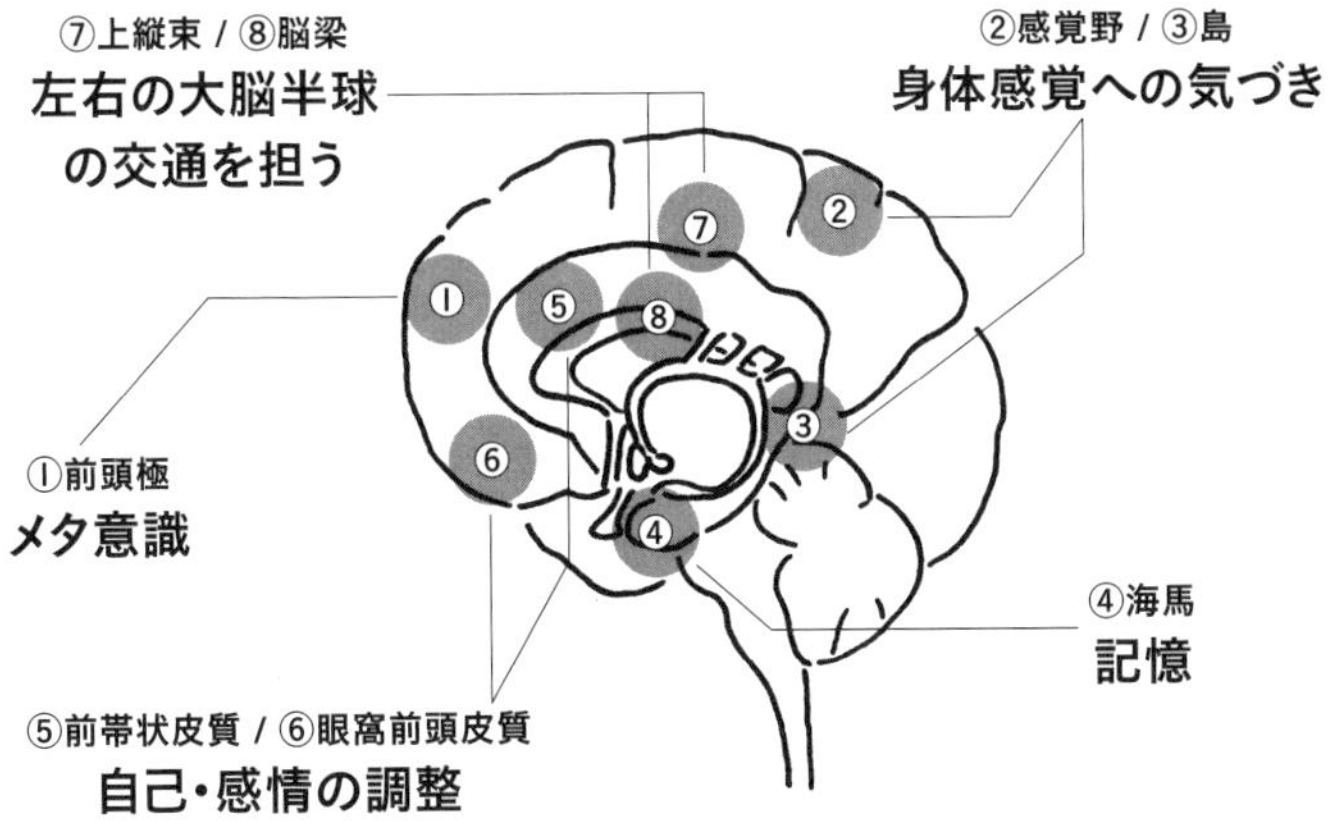

脳の容積や密度に明らかな変化が起こる

意が必要なのは、初期の報告に対しては一定の批判があることじゃな。効果判定のための研究デザインや比較対照群の決め方に弱さがあり、一部の研究の質には疑問が投げかけられとるんじゃ。

ただ、10年にわたる21の研究をメタ解析した研究成果も出はじめておる。それによると、マインドフルネスはだいたい8つの領域で脳構造に影響を及ぼすということがわかってきた。前頭極（メタ意識）、感覚野と島（身体感覚への気づき）、海馬（記憶）、前帯状皮質、眼窩《がんか》前頭皮質（自己や感情の調整）、上縦束《じょうじゅうそく》と脳梁《のうりょう》（左右の大脳半球の交通を担う）……こういう部位に統計的に有意な構造変化（容積、密度などの）が見られたんじゃ[12]」

集中力を高め、セルフコントロールを手に入れる

マインドフルネスは脳の「働き具合」だけでなく、「つくり」を変えてしまう。つまりこれは、一時的に脳の疲れをとる対症療法ではなく、疲れに対する予防にもなるということだ。ある研究では、ストレスホルモンである**コルチゾール**が出にくい状態が観察されていた。マインドフルネスによって、ストレスに強い脳をつくれる可能性が高いということだ。

「ブリューアーは**ニューロフィードバック**を取り入れたりもしておるぞ。自分の脳を自分で整え、成長させる時代はすぐそこじゃ」

何ということだろう。ニューロフィードバックというのは、脳内の活動を被験者自身にリアルタイムでフィードバックする方法のことだ。瞑想によって後帯状皮質などの活動が低下している様子を、被験者（瞑想者）本人に可視化して見せたわけである。これを繰り返していれば、被験者は自分の脳をトレーニングし、理想的な状態にコン

トロールできるようになるだろう。

「ふぉふぉふぉ、どうじゃ、驚いたかな？　そのほかに期待できそうな効果として、こんなものも言われておる[13]」

- 集中力の向上――1つのことに意識を向け続けることができるようになる
- 感情調整力の向上――ストレスなどの刺激に対して感情的な反応をしなくなる
- 自己認識への変化――自己へのとらわれの減少、自己コントロール力の向上
- 免疫機能の改善――ウイルス感染などに対する耐性、風邪を引きづらい

ヨーダによれば、研究のクオリティにはまだ課題があるというが、かなり射程が広い研究分野なのは否定できなさそうだ。先端脳科学研究室で行われている研究と比べても、遜色ないものも数多くある。


「（ひょっとすると本当に『最高の休息法』なのかも……）」

私の中で何かが変わりはじめていた。それは認めないわけにはいかなそうだ。

そのあとも、ヨーダの怒涛のレクチャーはとまらなかった。まるでそれまで地下の

研究室で溜め込んでいたエネルギーを爆発させるかのように、膨大な研究成果や彼なりの仮説を私にぶつけた。

ふと時計を見ると、夜の10時を回っている。この個人レクチャーがはじまって8時間近くが経過していた。思えば昼から何も食べていない。前日までの睡眠不足も手伝って、さすがに頭がぼーっとしてきた。

「ふむ、今日はこれくらいにしておくか」

私の頭の中を見透かしたようなタイミングでヨーダがつぶやいた。この老人は、研究以外にはまったく関心がないようでいて、じつは周りの変化を本当によく見ている。

「まだ十分とは言えんが、ナツの差し当たっての目的は〈モーメント〉の立て直しじゃからな。『お勉強』はこれくらいでいいじゃろ。ところでナツ、〈モーメント〉のみんなには何と言って謝るつもりなんじゃ?」

「じつは明日は定休日なんです。つまり、もう1日だけ考える猶予が残されてるってわけで……。その作戦会議も含めて、先生、明日も……いいですか?」

私は遠慮がちに聞いた。いつぞやとはすっかり立場が逆転している。

「ふぉふぉふぉ、スーパー!!」

Lecture 2

「疲れやすい人」の脳の習慣

「いま」から目をそらさない

「何もしない」を練習する――休息の基本姿勢

イェールの研究室をあとにし、下宿に帰った私は激動の1日を振り返っていた。朝から〈モーメント〉のスタッフ全員にボイコットされたのだ。考えてみれば、無理もない話だった。オーナーの姪だとかいう日本人の女がいきなりやってきて、散々騒いで職場をかき乱した。しまいには、一方的にスタッフを公共の面前で怒鳴り散らす始末……彼らにとってはそれ以上でも以下でもない。

ベッドに入った私は、改めて〈モーメント〉のスタッフたちの顔を思い浮かべてみた。伯父を除くと、スタッフは5人だ。

キッチン担当の調理師は2人。ヒスパニック系アメリカ人のカルロス。陽気そうな20代後半で、小太りの体格に口髭をたたえている。

もう1人はクリスといい、アジア系が混じった白人男性だ。頭髪は短く、メガネをかけた神経質そうな顔をしている。

ホールには3人が出ている。1人はトモミという30代の小柄な日本人女性。言われたことはこなす、おとなしいタイプだ。あらゆるしわ寄せが彼女のところに集まるせいか、スタッフの中ではいちばん疲れているように見える。

もう1人は主にレジを担当するダイアナ。40代前半の白人女性だ。きつい化粧に仏頂面で、おまけに喫煙者。私が面罵《めんば》したのはほかならぬ彼女だ。

最後の1人は男性のウェイターだというが、しばらく休暇中でいまはいないという。

「(まずはダイアナに謝らなきゃ……)」

私に怒鳴りつけられたときの彼女の表情が脳裏に浮かぶ。


「(でも、何て言えばいいんだろう……)」

「(もしダメだったら?)」

「(どうして許してもらえるなんて思ってるのかしら?)」

「(だとしたら、マインドフルネスなんて、学ぶだけ無駄なんじゃ?)」

「(でも、ひとまずはお金を稼がなきゃ……)」

「(帰るわけにはいかないし……)」

「(まずは謝ることが先決よ)」

「(でもどうやって?)」

ベッドに横たわって暗闇の中で目をつむると、頭の中で思考の堂々巡りがはじまった。無意味だとわかっているのに、ループから抜け出せない。身体も心もクタクタなはずなのに……。

――

「コツは『背中はシャッキリ、お腹はゆったり』じゃ」

翌日、イェールのグローブ研究室を訪ねると、さっそくレクチャーの続きがはじまった。昨日までの講義形式とは打って変わって、今日からは実践的なセッションをやるつもりのようだ。

ヨーダは最初に、椅子に楽に腰掛けるよう言った。背筋は軽く伸ばし、背もたれから離す。そのときのコツが「背中はシャッキリ、お腹はゆったり」なのだそうだ。手は太ももの上に置く。脚は組まないようにして、足の裏を地面にぺたりとつける。目は閉じてもいいし、開けていてもいい。開けるのなら、2メートルくらい先を見るイメージにするといいそうだ。

「うむ、それが基本姿勢じゃ。大事なのが何もしようとしないこと。ただここにあることを自分に許すんじゃ」

早くも私は、昨晩感じた自分の変化を訝《いぶか》しんでいた。マインドフルネスを一瞬でも信じかけた自分の素直さが呪わしい。「何もしない、ただここにある」――結局は坐禅の「只管打坐《しかんたざ》」と同じではないか。

「むむ、ナツ……まだ雑念があるな」

まるでかつての父だ。ヨーダは私がほかのことを考えているのを、すぐに見抜いてしまう。苦々しい感情とともに、いやな思い出が次々と蘇ってきた。

「脳が疲れる理由」に気づく方法――呼吸を意識する

「まず自分の身体の感覚に意識を向けてみることじゃ。足の裏が床に触れている感覚はあるか？　手が太ももに触れている感覚は？　お尻が椅子に触れている感じもするはずじゃ。身体全体が地球に引っ張られる重力も感じるかな？」

何をやっているのかさっぱりわからない。たしかにヨーダの言うとおり、それぞれに意識を向ければ感覚はある。しかし、わかりきったことではないか。20秒もすると、もう耐えられなくなってきた。

「次にな、呼吸に注意を向けてごらん。呼吸に関係する感覚を意識するんじゃ。空気が鼻を通る感覚はあるか？　胸に空気が入るにつれて、胸が膨らむ感じは？　お腹が持ち上がる感覚は？」

「（……何なの、これ？　深呼吸くらいわざわざ教えてもらうまでもないわよ！）」

「これは深呼吸とは違うぞ」

私のイライラを読み取ったヨーダは静かに言った。「呼吸をコントロールしようとしたり、変えようとする必要はない。いい呼吸も悪い呼吸もない。自然に起きるままにしたらいいんじゃ。とにかく呼吸に細かく注意を向ける。呼吸と呼吸のあいだに、短い切れ目があることには気づいたかな？　1回、1回の呼吸の深さが違うことは？　吸う息と吐く息の温度の違いもあるな？　細かなことに好奇心を持つんじゃ」

なるほど、たしかに呼吸はみんな同じではない。考えてみたことすらなかった。普段何気なくやっていることが、途端に新鮮に感じられる。

が、それも一瞬のことだった。すぐに私の中にはいろいろな考えが浮かんでくる。

〈モーメント〉のスタッフたちの表情、伯父の無気力そうな顔、先端脳科学研究室のライバルたち、冷たい板張りの床の上に立つ袈裟《けさ》姿の父、入院先のベッドで横になっているパジャマ姿の父……。

やはりヨーダは私の心の乱れを見逃さない。

「ほかの考えが浮かんでくるのは自然なことじゃ。浮かんできたら、それに気づくだけでいい。そしてまた呼吸へ注意を戻す。やさしく、ゆっくりとな。呼吸は意識の錨じゃ。風が吹いたり波が荒れようと、錨《いかり》があれば船はそこから流されん。どんな雑念が心に吹き荒れようとも、呼吸を見失わなければ大丈夫じゃよ」

自分の呼吸音だけが聞こえ、ほかのすべてが静寂に包まれる。

しかし、もう我慢の限界だった。

「先生！　で、何のためにこんなことをするんですか？　せめて何分やればいいのかくらい教えてください。やり方はもうわかりましたから、次に進みましょう！」

「ふぉふぉ……1分と持たんかったのぅ、ナツ。ここまでひどいとは……いやはや、道のりは厳しいぞ」

そう言うヨーダの表情は、どういうわけか無性にうれしそうだった。

脳疲労は「過去と未来」から来る——心のストレッチ

「昨日確認したマインドフルネスの定義を覚えておるか？　『評価や判断を加えずに、いまここの経験に対して能動的に注意を向けること』じゃ」

ヨーダが言った。「呼吸を意識するのは、いまに注意を向けるためなんじゃ。これを**マインドフルネス呼吸法**▼20ページという。ま、呼び名はどうでもいいがな」

「どうしていまがそんなに大事なんですか？　私は今回の失敗を取り戻すために、明日には〈モーメント〉のみんなに謝って、お店の立て直しをしないといけないんですよ？　もう少し落ち着いたら、研究も本格的に再始動するつもりだし……」

「ふぉふぉ」

いつもの甲高い笑い声を発してから、ヨーダは人さし指を立てた。「それじゃよ、まさに。脳のすべての疲れやストレスは、過去や未来から生まれる。すでに終わったことを気に病んでいたり、これから起きることを不安に思っていたり、とにかく心がいまここにない。この状態が慢性化することで心が疲弊していくんじゃ。うつ病の人によく見られる、くよくよと過去のことを考えてしまう状態（反芻思考）が、デフォルト・モード・ネットワーク（DMN）の過剰活動に関連すると言ったのを覚えとるか？▼69ページまさにヒステリカル（hysterical）はヒストリカル（historical）じゃ。心の乱れは、過去に縛られることからはじまる。

過去や未来から来るストレスから解放されることこそがマインドフルネスの目的じゃ。ちなみに、これは、カリフォルニア大学ロサンゼルス校（UCLA）のマインドフルネス研究拠点であるMARC（Mindful Awareness Research Center）で教育ディレクターをしておる**ダイアナ・ウィンストン**の言葉じゃ」

先のこと・あとのことに心を奪われた状態が当たり前になると、人間はいまここに意識を向けるやり方を忘れてしまう。しっかりと脳を休息させたかったら、まずはいまここにいる状態を体得しなければならない。マインドフルネス呼吸法はそのためにあるということのようだ。

「マインドフルな脳の状態というのは、いわば子どもや動物の心に近いと言えるかもしれんな」

ヨーダは続けた。「子どもというのは、いつも目の前のものに積極的に注意を向けとるじゃろう。これは、すべてが彼らにとっては新鮮だからじゃ。小さな子どもは何かをしている最中に、別のことをくよくよと考えたりはせん。エサを食べながら、昨日のことを後悔したり、明日のことを心配する犬もおらん。マインドフルネスというのは、あたかも初めて触れるかのように世界を捉え直し、いまここを保ち続けている子どもや動物の心を取り戻すことなんじゃよ」

　効果を実感するにはほど遠かったものの、私は言葉では表現できない感覚を味わっていた。たしかに、思えば私の頭はいつも過去と未来を行ったり来たりしている。私が気にかけているのは「過ぎ去った私」と「これから来るかもしれない私」のことばかりで、「いまここにいる私」ではなかった。

「言ってみれば、これは心のストレッチじゃ。決まった方向ばかりに関節を曲げていたら、身体が固まってくるじゃろ。いつもと違う方向に少しだけ関節を曲げて、疲れづらい・ケガをしづらい身体をつくるのがストレッチじゃ。人間の脳も放っておくと、現在以外のことばかりに向かってしまう。ここであえて現在のほうに意識をストレッチしてみる。こうやって疲れづらい心をつくっていくわけじゃな」

　昨晩に膨大な実験データを見せられたこともあって、ヨーダの言葉はストンと私の腹に落ちるところがあった。これくらいなら続けることができそうだし、やる意味もあるかもしれない。

脳を変えるには「習慣」が第一

ただ、やはり私の気がかりは〈モーメント〉だった。明日、みんなに頭を下げてから、いきなり「呼吸に注意を向けろ」なんて言うわけにもいかない。私の浮かない表情に目ざとく気づいたヨーダが言った。

「店のみんなには、いきなりいろいろと押しつけんことじゃな。最初の1週間くらいはおとなしくしておいたほうがいいかもしれん。

まずはナツ自身が、1日5分でも10分でもいいから、これを毎日続けること。このとき大事なのは同じ時間・同じ場所でやることじゃ。脳は習慣を好むからな。マインドフルネスは短期の介入ではない。もちろん、5日間の瞑想で効果があったという報告もあるが、より長くやることで効果が出てくる。ほれ、ブリューアーが報告しとった[01]DMNの変化も、10年以上の瞑想経験者で確認されたことじゃ。いくら脳に可塑性があるといっても、脳の変化には継続的な働きかけも欠かせんというわけじゃ。

ただ、そうした地道な継続の行く末には、単なる休息には留まらん、大いなる、果実が待ちかまえておるとわしは思うが……ま、これはまたおいおい話すとしよう」

やっぱりいますぐできることは何もないのだろうか。すぐには成果の出ないマインドフルネスに解決を求めたのが、そもそもの間違いだったのかもしれない。

「ただし！」

ヨーダはまたもや髪の毛をグシャグシャとかき回しながらつけ加えた。「明日からできることもあるぞ。しかも、スタッフみんなでやるのにはうってつけの方法がな、ふぉふぉふぉ」

――――

翌日、私は〈モーメント〉にいた。

前日の夜に伯父に電話し、心の底から謝罪した。電話先の伯父は相変わらず何を考えているのかわからない。説得にはかなり時間がかかるだろうと覚悟していたが、私の予想は大きく外れた。もの思いに耽《ふけ》るような沈黙のあと、「明日、店に来なさい」とだけ伯父は言ったのだ。

翌日、伯父に連れられて〈モーメント〉のバックヤードに入ると、そこには重苦しい空気が満ちていた。クリス、カルロス、トモミ、そして私が罵倒したダイアナの姿がそこにはあった。

「またみんなと働きたいそうだ」

伯父はそれだけを手短に言った。

私は頭を下げてダイアナとみんなに謝った。伯父が言ったとおり、またここで仕事をさせてほしいこと、無理な変革を強要せず、当面はこれまでのやり方に合わせることを伝えた。

スタッフたちが心から私を許しているわけではないのはわかったが、ひとまずは〈モーメント〉で仕事をすることを認めてもらえたようだった。

最後に私はこうつけ加えた。

「もしよろしければ、これからみなさんとお食事をしたいのですが……」

ヨーダからの教えを実践するためだ。みんなからの拒絶の空気がぐっと強まる。ダイアナが眉間にしわを寄せながら何か言いかけた瞬間、珍しく伯父がぴしゃりと割って入った。

「いいじゃないか、食事ぐらい。店からのおごりだ」

伯父からの思わぬフォローだった。

私も含め、スタッフ全員がその言葉に驚きを隠さなかった。言葉にならない喜びを噛みしめている私の背後で、バックヤードのドアがガチャリと開いた。


「……！」


舞い上がりかけた私の心は、一気に地に叩きつけられた。ドアを開けて入ってきた男に見覚えがあったからだ。それはイェールの先端脳科学研究室の研究員、つまり、私の同僚であるブラッドだった。先週まで休暇に入っていた残り1人のアルバイトスタッフとは、彼のことだったのだ。

気まずい空気を打ち消すように、彼は皮肉っぽい笑みを浮かべてこう言った。

「やあ、久しぶり……だね、ナツ」

私の心は、イェールでの日々に引き戻されていた。ブラッドは、熾烈な競争が繰り広げられるあの研究室で、将来を最も有望視されたエリートだった。

ただし彼は、一癖も二癖もある性格でもよく知られている。包み隠さず言えば、周囲の目があるところで誰かをひどくこき下ろしたりする人間なのだ。そして、つい最近までその「誰か」として標的になっていたのが、私・小川夏帆だった。

ブラッドが口にする他人への当てこすりはいつも的を射ていた。彼の圧倒的な知性と追随を許さぬ実績に裏打ちされた正論は、周りに置いていかれまいと必死に努力していた私の心を激しく抉《えぐ》った。彼の言葉にいつしか私の心は擦り切れ、打ちのめされていった。

軽いパニックになりかけている私に気づかないかのように、ブラッドは冷ややかに言った。

「おれも〈モーメント〉のスタッフとして参加していいかな？　その食事とやらに」

私はぐちゃぐちゃに散らばりかけた心をなんとか1つに拾い集めた。

「呼吸は意識の錨じゃ」――ヨーダの言葉が脳裏に蘇る。呼吸に注意を向けると、いくらか冷静さが戻ってきた。

ランチタイムにできる脳の休息法——食事瞑想

私たちは開店前の〈モーメント〉でテーブルを囲んでいた。それぞれの目の前には、クリームチーズを挟んだベーグルサンドと飲み物が置かれている。

「みなさんと一緒に食事ができることに感謝します。どうぞ召し上がってください」

不審そうな表情を見せながらも、彼らは食事をはじめようとする。

「あ、ちょっと待ってください。ここで1つお願いがあります」

慌てて私はつけ加えた。「もしよろしければ、食べる前に目の前のベーグルを、あたかも初めて食べるかのように、よ〜く見てほしいんです」

「はあ？」

訝しがる声があちこちから上がった。

「これは私の研究とも関係しているんですが、何よりも、この店を立て直すために必要なことなんです」

すかさず各々が不満を口にした。「研究とも関係している」という私の言葉を聞いたブラッドは、また意地の悪いニヤニヤ笑いを浮かべている。この男はどこまで私を追い詰めれば気が済むのだろう。

しかしそこで、またもや伯父が助け舟を出した。

「まあ、みんな、いいだろ？　失うものなんて何もない、仕事ぐらいだ」

いったいどういう心境の変化なのだろうか。伯父のブラックユーモアを笑う者は誰もいなかったが、みんなは一様に口を閉じ、ベーグルに視線を落とした。

カルロスとトモミはその後もしばらくベーグルをじっと見つめていたが、ダイアナとクリス、そしてブラッドは、形ばかりの観察をしたかと思うと、さっさと食べはじめてしまった。

「ぜひベーグルの匂いや味にも細かく注意を向けてみてください。口の中に当たる感じ、喉を通っていく感じも……」

もはや誰も不満は言わないが、私の言動に納得している者は誰一人いなかった。私も手元のベーグルを眺めてみる。

「（そうよね、『初めて見るみたいに』なんて言われたって……）」

スタッフたちはみんな、ベーグルなんて毎日のように見ているのだから、これほどもなかった。だが、これこそが「複数でやるのにはうってつけの方法」とが伝授してくれた**食事瞑想**だった。いきなり「呼吸に注意を向けろ」と言現代人のほとんどは戸惑うだろうが、「食べている感覚に注意を向けろ」なら、だいぶハードルは下がる。

実際、私たちの意識は、食事中にもいま、こ、こを忘れている。ヨーダはたとえ話として、ある旅人の話をしてくれた。

一人で旅をしていた男がトラに遭遇し、逃げ場を失って崖から蔦にぶら下がった。上からはトラが迫ってくる。下にも別のトラがいる。するとネズミが蔦を噛み切りはじめたではないか。旅人はふと崖の斜面に野イチゴがなっているのを見つける。思わず蔦を持たないほうの手でそれを摘みとって口に入れてみると、そのイチゴのなんとも甘かったこと……。

それくらい私たちは、いま、こ、こに目を向けていないということなのだろう。

私の目の前にあるのも、ありきたりのベーグルだった。

薄茶色でつるっとした表面。よく見ると、ところどころに凹凸がある。手に取って、匂いを嗅ぐ。渇いていた口の中に、少し唾液が出たことに気づいた。手で持った感じは？　よくわからない。

　ベーグルを口へ運ぶ。そのときの腕の筋肉の動きは？　そう、何かを食べるときには、手を使って食べ物を口に運んでいる。当たり前のことだけれど、私たちは普段、そんなことすら忘れてしまっている。

　ベーグルを噛みちぎる。噛み切られたその欠片は、どんなふうに口の中を動いているだろうか？　ベーグルが口内の粘膜に触れる感覚。唾液がさらに増える感じ……。

　当然、味も感じられる。小麦、チーズ、玉ねぎ、いつもよりそれらの味わいに注意を向けた。最後にベーグルを飲み込む。喉を通るときの感覚、胃の中に落ちていく感じ。

　とにかくすべてのいまここに意識を向けるのだ。

　しかし、私の心は早くも過去と未来をさまよいはじめる。

「（どうして？　どうして目の前の食事にすら集中できないの？）」

　ここまで自分の注意力をコントロールできないとは……。何よりそれが、私にとっては新鮮な驚きだった。

Lecture 3

「自動操縦」が脳を疲弊させる

集中力を高める方法

雑念は「自動操縦の心」に忍び込んでくる

「スーパー!!　そうかそうか」

週末、私は再びヨーダのもとを訪れていた。店では、極力おとなしく振る舞っているため、以前のような衝突はないものの、スタッフとの「壁」は依然として消えなかった。これまでどおり、お店全体はどんよりと疲弊した空気に包まれており、売上も好調と言うにはほど遠い。しかしヨーダに言わせれば、私が〈モーメント〉で1週間働けただけでも上出来らしい。どうやら復帰すらも難しいと思っていたようで、ずいぶんとうれしそうである。

スタッフとの食事瞑想を、私はその後も欠かさないようにした。といっても、全員で集まってベーグルを食べるだけだ。ただし、「ベーグルをよく観察すること」「食べる感覚を十分意識すること」という注意はするようにしている。

「食事瞑想はマインドフルネスのワークとしては、比較的ベーシックな部類に入る」

そう言ったかと思うと、ヨーダは山積みになった文献の下から、ゴソゴソと怪しげな小瓶を取り出した。中にはレーズンが入っている。

「有名なのはレーズンを使った食事瞑想じゃな。レーズンの色や形、匂い、食感、味をたしかめながら食べる練習をする。今回はこれを〈モーメント〉のベーグルでやってみたというわけじゃ」

「しかし、どうしてまた食事と瞑想を組み合わせたりするんでしょうか？」

私は先週から抱いていた疑問をぶつけた。


「いい質問じゃ。スーパー!!」

ヨーダはレーズンを頬張りながら言った。「いいか、過去や未来に注意が引っ張られた状態が続くと、心は疲労していく。これはすでに説明したとおりじゃが……もう1つ、わしらが気をつけるべきことがある。それは**自動操縦状態**じゃ。

ナツも日常生活の中で何気なくやっていることはたくさんあるはずじゃ。食べる、歩く、歯を磨くなどなど。じつはわしらの生活のほとんどは、これに占められておる。自動操縦モードで動いている飛行機のようなものじゃな。

では、肝心のパイロット、つまりナツの意識はどこをほっつき歩いとるかといえば、過去や未来におるわけじゃ。目の前のことを何気なくこなしているとき、心はいつもいまと関係のないところにある。だからこそ、自動操縦を脱して心のふらつきを減らすには、日常的な行為に注意を向けて、いまを取り戻すことが有効なんじゃよ。

マルチタスクが脳の集中力を下げる

　自動操縦か……。思えば現代人は自動操縦に慣れきっている。コンピュータのようなマルチタスク処理がもてはやされる「ながら作業」の時代と言ってもいい。誰もが目の前のことに集中せず、１つのことをしながら、ほかのことを考え・こなしている。

「世界のトップエリートと言われるビジネスパーソンが、マインドフルネスに注目するもう１つの理由はここにある。膨大な仕事量を効率よくこなせる人間は、その反面で肝心なものを失いかねないんじゃ」

「わかりました。集中力、ですね？」

「そのとおり！」

　ヨーダの顔にクシャッと笑顔が広がる。「自動操縦モードに慣れた人間は、集中力、つまり注意を一箇所に固定しておく力が減っていくんじゃよ。これがどんなビジネスにも致命傷となることは、ナツにもわかるじゃろ?」
ヨーダはまたタブレットを取り出すと、いくつかの論文ファイルを開いた。

「マインドフルネスが集中力・注意力を高めるメカニズムについても、いろいろと脳科学的な研究は進んでおるぞ。注意をうまく分配する働き(前頭葉や頭頂葉が関与)とか、障壁となる葛藤をうまく処理する働き(前帯状皮質、島、基底核が関与)に、マインドフルネスは関連しているんじゃ[01]。

たとえば、ある人事課スタッフたちを対象にした研究がある。スケジュール管理など複数の仕事を20分でこなすように言われたスタッフのうち、マインドフルネスを週2時間、5週にわたり行ったグループは、ただのリラックス法をやったグループよりも高い集中力を示したんじゃ。1つひとつの仕事に対する集中度が高まった結果、複数の仕事を短時間でこなせるようになったというわけじゃな」

ヨーダの話に熱がこもってきた。目がギラギラと輝きはじめ、次々と事例がこぼれ出す。かつてイェール随一の脳科学者と呼ばれた男の頭脳が、高速で回転しはじめているのを私は感じていた。

「集中モード」の脳では、何が起きているか

「いわゆる**フロー**とマインドフルネスの関連性を指摘する者たちもいる。心理学者の**ミハイ・チクセントミハイ**が提唱したフローについては知っとるよな。リラックスしたまま対象に浸りきって、すさまじい集中力が発揮される状態のことじゃ。一流のアスリートが世界的な記録を出すときには、極度に集中力が高まった状態になるという。いわゆる**ZONE**というやつじゃな。仕事の場面でも、リラックスと集中とが共存する、この種の意識状態は報告されておる。

ジャドソン・ブリューアーは、フローにも後帯状皮質が関係すると考えておる。ここは以前見たとおり、脳のアイドリング活動であるデフォルト・モード・ネットワーク（DMN）を司っとるわけじゃが、同時に自己へのとらわれを担う部位としても知られておる。つまり、『いまこれをやっているのはほかでもなく私だ』という**自己意識**（Self-awareness）のことじゃな。こうやって自我が前面に出ている状態というのは、言ってみれば、フローの対極にあると言っていい。

たとえば、2008年の北京オリンピックで、陸上女子100メートルハードルの

アメリカ代表だったロロ・ジョーンズは、ずっとトップを走っていたにもかかわらず、最後から2番目のハードルに引っかかって金メダルを逃してしまった。このとき彼女は、『足をしっかり伸ばそうと考えてしまった』と言っておった。まさに自己意識が顔を出して、ZONEが解けてしまったということじゃ。[02]

後帯状皮質の活動が低下し、自己意識が背景に退いておる状態こそが、フ、ロ、ー、の正体だとブリューアーは考えておる。したがって、後帯状皮質の活動を低下させるマインドフルネス瞑想が、集中力の向上につながる。[03]

あと集中力・注意力に関して言えば、いわゆるADHD（注意欠陥・多動性障害）にもマインドフルネスが有効だという研究結果もある。つまり、落ち着きのない、集中力に欠ける人々も、マインドフルネスによって注意力を高められるというわけじゃな[04]」

自動操縦を脱する方法——ラベリングと歩行瞑想

しかし、リラックスした覚醒状態が、そんなに簡単に手に入るものだろうか。何しろ、一流のアスリートですら、いつでもZONEに入れるわけではないのだ。そんな私の疑念を払拭するかのように、ヨーダは口を開いた。

「こないだのマインドフルネス呼吸法に、今日は**ラベリング**という方法を組み合わせてみることにしよう。これはただ心をリラックスさせるだけでなく、集中力を高めるうえでも効果的じゃ。といっても簡単で、呼吸に合わせて1から10まで数えるだけ。10までいったらまた1に戻る。それぞれの呼吸に『1』とか『2』とかいうふうにラベルを貼っていくわけじゃな。

3分もすれば、またナツの心はそわそわとほかのところをさまよいはじめるはずじゃ。それでも問題はないぞ。心が100回離れれば、100回戻す。ただし、やさしく、ゆっくりとな。

いろんなことが気になって仕事がなかなか進まんときは、このラベリングがいちばんじゃ。これを繰り返していれば、リラックスした覚醒状態に入りやすくなる」

「最後にもう1つ」

ヨーダが私を真正面から見つめて言った。「**歩行瞑想**についても解説しておこう。といっても、これは少々ハードルが高いから、〈モーメント〉のみんなのためというよりも、ナツ、君自身のためじゃ」

　そう、ヨーダが伝授する「最高の休息法」を、私自身も実践するというのが、彼との約束だった。

「これも『自動操縦』解除のための典型的なメソッドじゃ。歩いているときに、自分の手や脚の動き、地面と接触する感覚に注意を向けるだけでいい。歩くスピードは自由じゃが、最初はゆっくりにするといいぞ。歩くという一見単純な動きも、脚の筋肉や関節の複雑な連動で起きておる。それら1つずつを細かく意識してみるんじゃ。できれば、ここでもラベリングを組み合わせるといい。『右』『左』とか『上げる』『下げる』というふうに、自分の行動にラベルを貼ってみると、よりいまここに集中できるぞ」

　私たちは狭い階段を上って、地下の研究室から外に出た。太陽が沈みかけた夕暮れ時、イェールのキャンパスが最も美しい時間帯である。

　私は言われたとおりに歩行瞑想をはじめてみた。やってみるとわかるが、これは感覚的には、瞑想というよりもゲームに近い。非常にシンプルでありながら、自分の身体を操縦している感じがちょっと新鮮だった。

　キャンパスをひと巡りしてくると、すぐ横でヨーダが「どうじゃ、楽しいじゃろ?」

と言う声が聞こえた。つい歩行瞑想に没頭するあまり、ヨーダがそこにいることを忘れていた。

ヨーダが言うには、自分の身体の動きに注意を向けて、いまここを意識する方法を**ムーブメント瞑想**▼22ページと呼ぶらしい。歩行瞑想はその典型だ。マインドフルネスを取り入れたグーグルの社員研修プログラムＳＩＹ（Search Inside Yourself）でも、これらが実践されているという。

「ムーブメント瞑想は日常のあらゆる動きに応用できる。服を着るとき、歯を磨くとき、車を運転するとき……日常生活の中の『自動操縦』を意識しさえすればいいんじゃ。どの動きを選ぶかは自由じゃが、できれば毎日決まってやることがいい。たとえば『ラベリングをしながら朝の歯磨きをする』というのでもいいじゃろうな。『外出時に玄関を開けるところからスタート』など、きっかけを決めておくと忘れにくいし、習慣づけがしやすいぞ」

「ちなみに、わしのおすすめのムーブメント瞑想はこれじゃな」

ニカッと笑ったヨーダは、手元のタブレットを操作する。デバイス付属のスピーカーからは、懐かしい、あまりに懐かしいピアノの前奏が流れはじめた。

「腕を前から上げて、のびのびと背伸びの運動から〜」

夕暮れのニューヘイブンで「ラジオ体操第1」を聞くことになるとは……よもや思いもしなかった。ヨーダは生真面目な顔で完璧にラジオ体操をやりきっている。さすがは日本フリークだ。周囲の学生たちからの訝しげな視線に気づいた私は、他人のふりをしてそっと彼から離れた。


――


週はじまりの日、いつもの食事瞑想の時間が終わると、私は〈モーメント〉のみんなに呼びかけた。

「みなさん、お気づきかもしれませんが、バックヤードの一角に小さなスペースをつくりました。瞑想スペースです。よろしければ、明日から仕事をはじめる前に、一緒に心を整える時間を持ちませんか？　瞑想のやり方は私が教えます」

誰も何も言わない。そんな奇妙なものに巻き込まれるのはごめんだと言わんばかりに、みんな私と目を合わせないようにしている。ブラッドに至っては、露骨に馬鹿にした顔でこちらを見ていた。先端脳科学研究室で通用しなかった私が、怪しげな方法論にのめり込んでいるとでも思っているのだろう。

翌日、予想はしていたものの、瞑想スペースに現れたのは私1人だけだった。ポツンと椅子を置いて、ラベリングを組み合わせた呼吸法をはじめる。ひょっとしたら誰かが来てくれるのではないかと気になって、すぐに呼吸から意識がそれてしまう。

結局、誰も参加しないまま3日が経った。朝の出勤時間になると、スタッフたちがバックヤードに入ってくるが、瞑想している私に気づかないふりをしておしゃべりしている。

「(いったいどうすれば……)」

私の心は休まるどころか、悲しみに暮れていた。「いま、ここにいること」が脳を休める——ヨーダはたしかにそう言った。果たして本当なのだろうか。言いたいことを我慢しながら黙って働いているせいもあって、私の中には確実にストレスが溜まりつつあった。

Lecture 4

脳を洗浄する「睡眠」×「瞑想」

やさしさのメッタ

日本人は「最高の休息法」を知っていた！

「ほう！　それは朗報じゃな。スーパー!!」

瞑想への参加者が現れたという報告を聞いて、ヨーダは喜びを隠さなかった。私は曖昧に頷いた。始業前の瞑想をはじめて4日目、最初に瞑想スペースに寄ってくれたのはカルロスだった。厨房で働く2人の男性のうちの一方だ。

「ナツ、ちょっとだけつき合うよ。なんか面白そうだなと思ってね」

いつもキョロキョロとして好奇心の強そうな彼のことなので、おそらく興味本位で参加することにしたのだろう。

カルロスは〈モーメント〉のどんよりとした雰囲気の中では、最も活力を感じさせるキャラクターだと言っていい。よく言えばムードメーカー、悪く言えばお調子者。ややもすればお通夜のようになりそうなバックヤードでも、彼がほかのメンバーに話しかけたり冗談を言ったりしてくれるおかげで、ずいぶんと息苦しさが緩和されている。注意散漫なようでいて、人の気持ちを敏感に察するところもあるので、あまりに孤独な私を気遣ってくれたのかもしれない。

とはいえ、彼の集中力は、私以上にひどかった。呼吸法をはじめても、1分も経たないうちにしびれを切らしてしまう。「眠くなりそうだ」「腹が減った」と言い出したり、「そういえば面白い話があってね……」などと雑談をはじめようとする。

私が呆れていると、しばらく経ってから「あ、そうだ、瞑想をしてたんだったね。忘れてたよ……で、呼吸をどうするんだっけ？」などと言って屈託なく笑っている。〈モーメント〉で起きるミスのほとんどの原因が、このカルロスにあると言われている理由が改めてよくわかった。

それから数日間、カルロスは気が向いたときには瞑想スペースに来てくれた。遊び半分であるにしても、私は彼が参加してくれることが本当にうれしかった。

そしてさらに数日後、驚いたことに、今度はトモミが顔を見せてくれた。聞いたところによれば、彼女はかなり以前からヨガを趣味でやっているのだという。

「なんていうか、東洋人としてこういう世界には親近感を抱くのよね」

ほかのスタッフの手前もあって、彼女とはなるべく英語で会話するようにしていたが、このときはトモミも珍しく日本語で話しかけてきた。以前から参加したかったが、おとなしくて消極的な性格の彼女は、なかなか言い出せなかったらしい。

私は言葉に詰まりながら、「ええ……まあね」とだけ答えた。

「(本当はヨガも坐禅も大嫌いなのよ……!)」

心の底では「東洋的なもの」に不信感・抵抗感を持っていることは口が裂けても言えなかった。


「そうじゃな、たしかにマインドフルネスの起源は東洋にある」

私の報告を聞いたヨーダは静かに頷いた。「その意味では、君たち日本人はマインドフルネスの本家だと言ってもいい。**森田療法**じゃとか**内観療法**なども、考え方としてはこれにかなり近いからな」

森田療法と内観療法は、どちらも心身症などの治療法として日本で生まれたものだ。

1919年に森田正馬《まさたけ》によって創始された森田療法は、一定の作業などに没頭させることで、考えにとらわれない「あるがまま」の状態をつくることを目指している。

1960年代から導入された内観療法は吉本伊《い》信《しん》にルーツがあり、こちらも自分の内面を客観的に見つめる方法をとる。エビデンスに乏しい「時代遅れの治療法」というイメージが強かったが、たしかにマインドフルネスに通じるところは多そうだ。

でも、それって、どうなんだろう。やっぱりマインドフルネスが科学的根拠の薄いものだってことだろうか。私は急に心配になってきた。

「先生、そんなことよりも……次はどうしましょうか？　そろそろバシッと効きそうなのをお願いします！」

「ふむ、『効きそうなの』ねえ……。ところで、ナツ」

また話題をそらすつもりだ。モジャモジャ頭をボリボリとかきながら、ヨーダが言った。「夜は眠れておるか？」

クスリで「脳の疲れ」は癒せない

彼ほどの観察眼がなくても、私の睡眠に問題があると見抜くのは、さして難しくはなかったはずだ。毎朝、鏡に向かうと、目の下にくっきりとしたクマをこさえたひどい顔がそこには映っていた。

私は日中の〈モーメント〉での仕事に加えて、夜は遅くまで経営の勉強をする毎日を送っていた。また、いつか研究生活に戻ることも考えて、朝早く起きては最新の研究論文をチェックするようにもなっていた。

つねに頭がフル回転の状態で、ベッドに入ってからもなかなか寝つけない。気づくと夜中に目が覚めて、お店のことを考えていることもあった。〈モーメント〉の瞑想スペースにいるときだけが、私の唯一の休息時間だったと言ってもいい。

「眠ろうと努力はしているんですけど、頭が休もうとしてくれなくって……。そうだ！先生、何か睡眠剤を処方していただけませんか？」

ほかの精神医学研究者たちと同様、ヨーダが精神科医の仕事もしているのを私は知っていた。以前、彼の研究室に患者さんが訪ねてくるのを見かけたことがあるのだ。アメリカの大学では、大学の研究室で患者を診察する研究者も少なくない。ヨーダなら、何か適当な薬を処方することもできるはずである。

「やれやれ、これだけはナツに言っておかねばならん。いいか、日本ではいまだに抗うつ剤とか睡眠剤がかなり安易に処方される傾向にあるようじゃな。かつてはアメリカもそうじゃったが、いまでは精神医療の現場で薬を使うことは減りつつある。副作用や依存性の問題もあるし、患者さんたちもより自然なアプローチを望むようになってきとるからな。

たとえば、日本でうつ病の患者さんに処方されているアルプラゾラムなどは、アメリカではまず使わんぞ。アメリカでは、うつ病への効果はないとされとるし、依存性も高いからな。処方するとすればＳＳＲＩなどが一般的じゃし、カウンセリングや磁気治療、そして我らがマインドフルネスなどを組み合わせた治療がいまの主流じゃ。いつぞや言った物好きな日本人の弟子に聞いた話じゃが、不眠の患者さんにＴＭＳ磁気治療を施したところ、ほとんどの例で改善が見られたらしい。[01] いずれにせよ、クスリ一辺倒の精神医療というのは、もはや過去のものなんじゃよ。

睡眠剤にしても、依存性のない、睡眠のメカニズムに即したものが使われとる。メラトニン受容体に作用するラメルテオンやオレキシン受容体に作用するスボレキサントなどじゃ。ハルシオンやレンドルミンといった従来の睡眠剤と比べると、これらは薬物依存の危険もなく、より害が少ないんじゃ」

アメリカで薬物治療を避ける動きが広がっていることは、もちろん私も知っていた。しかし、睡眠剤ですらそのような考え方の対象になっているとは……。マインドフルネスがアメリカで受け入れられた背景には、薬物に対する心理的抵抗の広がりも関係しているようだ。

眠りながら「洗浄液」で脳の疲労物質を洗い流す

「睡眠についても、さまざまな研究が進んでおる。ハーバード大学の睡眠クリニックでは、眠くなるまでベッドに入らない**睡眠制限療法**だとか、就寝の時間を遅らせることで睡眠の質を段階的に上げていく**睡眠スケジュール法**などのカウンセリング手法が積極的に導入されておる。ちなみに、研究からわかっておる『よい睡眠のための心得』がこれじゃ」

ヨーダは手元のタブレットで1つのスライドファイルを開いた。

- 就寝・起床の時間を一定にする（↑体内時計リズムを脳に覚え込ませる）
- カフェインなど刺激物を控える（↑交感神経が高まると寝つけない）
- 悩みごとを書き出してから床につく（↑悩みは脳を休ませない）
- 朝起きたら日光を浴びる（↑睡眠・覚醒のリズムができやすくなる）

・適度な運動をする（↑適度な疲労は睡眠の助けになる）
・長時間の昼寝は避ける（↑夜に睡眠欲求が減る。リズムが狂う）
・寝る直前の食事は控える（↑食べ物の消化活動は眠りを妨げる）
・ベッドでテレビやスマホを見ない（↑脳が寝る場所でないと勘違いする）
・一度目が覚めたらベッドを出る（↑ベッドは眠る場所と脳に覚え込ませる）
・就寝のための自分なりの儀式を持つ（↑脳は習慣が好き）
・寝室をリラックスできる環境にする（↑副交感神経優位で睡眠を促進）

「マインドフルネスを除けば、休息の最たるものは睡眠だということは誰も疑わんじゃろう。睡眠というのは脳の洗浄あるいはデトックスの時間じゃ。睡眠時のマウスの脳内を観察すると、**脳脊髄液**《のうせきずいえき》という洗浄液がより多く取り込まれておった。この洗浄液が、**アミロイドβタンパク質**という脳の疲労物質を洗い流してくれるんじゃよ。[02]

　もちろん、マインドフルネスには睡眠改善の効果もいくつか報告されておるぞ。眠る前だとか夜中に目が覚めたときには、呼吸に注意を向けてごらん。こうして後帯状皮質などの活動を低下させて、デフォルト・モード・ネットワーク（DMN）の活動を抑えれば、脳はより深く休息することができる。

いろいろな考えが頭を巡って眠れないときというのは、脳内のDMNが過剰に発動されとる状態じゃからの。

興味深い事実じゃが、アルツハイマー認知症の患者さんでは、DMNの働きというのはむしろ低下しておるんじゃ。[03] なぜかわかるかな？ あくまでも仮説ではあるが、認知症患者はDMNを年余にわたって使いすぎたために、この回路が耐久年数を超えてしまったのではないかと言われておる。実際、患者さんの脳を調べると、彼らのDMNには脳の疲労物質であるアミロイドβタンパク質がたんまりと溜まってしまっとるんじゃよ。認知症を防ぐという意味でも、やはりしっかりと睡眠をとることは欠かせんわけじゃな。

……ところで、まずはナツがしっかり休息するという約束、まさか忘れてはおらんよな？」

私はこくりと頷いた。

そうだ、まずは私自身がこの方法の効果を実証するのだ。

ポジティブな感情を育てるメッタの3ステップ

「それでナツ、夜中に目が覚めたときにはどんなことを考えておるんじゃ？　カルロスとトモミも瞑想に参加してくれるようになって、わしにはかなり順調に見えるんじゃがな」

ヨーダの言うとおりかもしれない。

しかし、私が気になっているのは、残りのスタッフたちのことなのだ。冷ややかな態度を取り続けているクリス、ダイアナ、ブラッド、そして伯父——彼らはいったい何を考えているんだろう。あの店をよくしようと必死になっているのに、どうして何も協力してくれないのだろう。

彼らも私のことが嫌いで仕方ないのかもしれないが、こっちだって彼らのことは好きになれない。あの〈モーメント〉の暗い雰囲気を生み出している彼ら4人の顔を思い浮かべると、どうしてもネガティブな感情が湧き上がってきてとまらなくなった。私は包み隠さずそのことをヨーダに告げた。

「なるほど、では今日は**メッタ**▼30ページという方法を教えるとしよう。これは慈愛、つまり人に対する愛情と慈しみを内面に育てる方法じゃ。もっと簡単に言えば、ポジティブな感情を自分の中に育てる技術と言ってもいい」

ヨーダの説明によれば、メッタは3つのステップから成る。

①通常のマインドフルネス呼吸法を10分続ける

②自分が慈しみたい人を心にイメージし、それによって起こる身体の感覚や感情の変化に注意を向ける

③その人に向けて次のようなフレーズを心の中で唱える

- あなたがさまざまな危険から安全でありますように
- あなたが幸せで心安らかでありますように
- あなたが健康でありますように

「(何これ……まるで宗教の祈りだわ)」

たちまち心の中に嫌悪感が広がる。いくらマインドフルネスが宗教性を排除しているといっても、やはりその起源はしょせん宗教なのだ。

これが「最高の休息法」だなんて、信じた自分が馬鹿だった——そう思いかけたと

ころ、ヨーダがすかさず口を挟む。

「UCLAなどでもメッタを教えるプログラムがはじまっておるぞ。愛情、慈しみ、やさしさ、共感、寛容、喜び、感謝などを育てるのに、このシンプルな方法が役立つことがわかっておる。脳科学的な裏づけも進んでいて、メッタが後帯状皮質の活動をかなりリアルタイムに低下させることも明らかになっとるんじゃ。

ポジティブな感情は、ビジネスに限らず人間関係、教育、政治、外交、スポーツなどさまざまな場面でプラスに働くことがわかっておる。そして何より、妬み、怒り、絶望のようなネガティブな感情を打ち消し、不眠やストレスを改善する。〈モーメント〉のみんなのことを考えながら、メッタを続けてみてはどうじゃ？」

半信半疑ではあったが、科学的な裏づけも進んでいると聞いて、私はとにかくやってみることにした。脳に可塑性がある以上、脳の活動に影響のあるものを続けていれば、何かしら自分に変化が起きてきても不思議ではない。何より、これ以上ネガティブな感情に支配されるのはごめんだ。明日からマインドフルネス呼吸法のあとにメッタを取り入れてみることにしよう。

「ところでナッツ」

思い出したようにヨーダがつけ加えた。「〈モーメント〉のトイレはきれいかな？とくに従業員用のトイレじゃな」

――

「ナツ、言っておくよ。あんたがやってる瞑想とやら、おれはうんざりなんだ」

いつもより朝早く店に行き、トイレ掃除をしていた私に話しかけてきたのはクリスだった。ヨーダの予想どおり、〈モーメント〉の従業員用トイレはひどく汚れていた。心や脳の疲れは、他人に対するやさしさの欠如という形で現れる。そして、やさしさを欠いた職場では、まずトイレが汚れるというのがヨーダの持論だった。

女子トイレの掃除を終え、男子トイレに取りかかったあたりで、クリスが背後から声をかけてきたのだ。

「見てのとおり、おれは白人とアジア人のハーフだ。ここアメリカで生きていくうえで、東洋的なものっていうのは重石にこそなれ、まず役に立つことなんかない。どうせトイレ掃除もその一環なんだろ。はっきり言うが、目障りなんだよ」

クリスは本当にいやそうな表情でそう言った。

「クリス、私は決して無意味だなんて思わないわ。一緒に厨房にいるんだから気づいているでしょ？　最近のカルロス、すごく変わったと思わない？」

カルロスの変化は誰の目にも明らかだった。もともとミスが多すぎたこともあるが、近ごろでは以前のような派手なヘマをやったりすることがなくなっていた。先日は逆に、カルロスのほうがクリスのミスに気づいていたくらいだ。明らかに彼の集中力は高まっていた。

だが、どうやらそれが気に食わなかったらしい。カルロスの名前が出た途端、クリスは露骨に顔をしかめた。私は同時に、クリスの性格を思い出していた。普段は寡黙な職人タイプだが、周囲から少しでも批判を受けると、かなり神経質に防衛的な反応をする。私は自分の発言がまずかったことを反省しはじめていた。

「ところで、アジア系なのはお父さんなの？　それともお母さん？」

何か話題を変えなければと焦った私は、とっさに思いついた質問を投げかけた。

「父親だよ。あんたと同じ日本人だ。ひどい父親だった。小さいころはいつも殴られたし、何かあればすぐ『忍耐』『辛抱』ばかり押しつけられた」

思わぬところを突ついたようだ。しかしこの瞬間、私は彼のことを少しばかり理解できたように思った。

「クリス、私の父も負けないぐらい石頭よ。なんせお坊さんなんだから。私もじつは坐禅なんて大っ嫌いなの……。父ともケンカばかりで……」

「ん？　じゃあ、なんで瞑想なんてやってるんだよ」

クリスは吐き捨てるように言ったが、先ほどまでのとげとげしい感じはなくなっている。

予想外の共通点を見つけた私たちはその後、しばらく自分たちの父親のことを語り合った。いつもとは比べものにならないくらい多弁になったクリスは、父親への不満、そして日本的なもの、アジア的な感性に対する嫌悪感を淡々と語った。私はそのすべてに100％の同意を示しつつ、なぜかマインドフルネスの「伝道師」役をするハメになった顚末を説明した。

「ふん、よりによって坊主の娘が、イェールにまで来て瞑想を学ぶなんて……ご苦労なことだな」

そう言ったクリスの表情は、心なしか打ち解けてきたように思えた。

Lecture 5

扁桃体は抑えつけるな！

疲れを溜め込まない「不安解消法」

「前頭葉」と「扁桃体」のアンバランスがストレスを招く

「ふぉふぉふぉ、スーパー!! スーパーじゃよ、ナツ」

翌日以降もクリスが瞑想スペースに来ることはなかった。しかし以前のような敵意をもはや彼からは感じなかったし、私自身もクリスに対して悪い感情を抱かなくなっていた。メッタの効果も出てきているのかもしれない。夜中に目が覚めることも減ってきた。

その報告を聞いたヨーダは、いつもの奇妙な甲高い笑い声を立てて喜んでいる。

「何より、カルロスに改善傾向が見られるのがスーパーじゃな。マインドフルネスにはだいたい3つの経験段階があると言われておる。初期はいまここに注意を向けることに躍気になる段階。中期は心がさまよったことに気づき、いまここへと注意を向け直せる段階。カルロスはここに差しかかっておるようじゃな。そして最終段階が、努力せずともつねに心がいまここにある状態じゃ」

どうやら事態は正しい方向に進みつつあるようだ。しかし、私の中ではまだ不安が消えることはなかった。

「先生、たしかに以前に比べれば改善傾向は見られるものの、本当にこれでいいんでしょうか？　いまだに、急に不安になることがあって……」

ヨーダはうんうんと頷いてから言った。

「ナツもこのまましばらく瞑想を続けてみることじゃな。マインドフルネスは不安のような脳のストレス反応にも、効果を発揮するからな。いくつかの研究でも、3カ月以上にわたってマインドフルネスを実践する長期瞑想者では、前頭葉と扁桃体が上下関係でなく、より対等でポジティブな関係をつくることがわかっておる」

「より対等でポジティブな関係？」

私は聞き返した。

ごく単純化した図式だが、**前頭葉**が人間の理性なのだとすれば、**扁桃体**は自らの恐怖の対象から守るべく活動する感情ないし本能である。

扁桃体は数億年前の魚類にも存在していたという、脳の中でも最も原始的な部位だ。通常は、扁桃体がストレスに過剰反応したときには、前頭葉がそれを抑えつける格好で鎮静化を図ろうとする。

「ナツは脳のストレス反応の原理を知っておるな。不安じゃとか、パニック発作じゃとか……」

ヨーダの言葉に私はドキリとした。かつて私が先端脳科学研究室でパニック発作を起こしたことを彼は知っているのだろうか。いや、わざわざ彼にそんなことを報告しにくる人間はいない。きっと知らないはずだ。

「……え、ええ。恐怖だとか外的脅威のようなストレス刺激が強すぎて、扁桃体が過剰に活動し、前頭葉がそれを抑え込めなくなると、交感神経に作用して身体症状が発生します。症状としては、動悸や過呼吸などが一般的です」

かつての私を襲ったのが、まさにその過呼吸だった。あのときの苦々しい記憶が蘇る。ヨーダは私の動揺にはみじんも気づかない様子で頷いた。

「うむ、そうじゃ。パニック発作のような**ストレス反応**には、不安を司る扁桃体がかなり深く関係しておる。そして、マインドフルネスはこの不安を緩和することが知られているんじゃ。

メカニズムとしては、マインドフルネスの交感神経を鎮める作用はもちろんなんじゃが、脳画像研究の解析結果などからは、前頭葉と扁桃体の関係を改善する効果が認められとる。

通常は前頭葉が扁桃体を上から抑制するわけじゃが、長期的にマインドフルネスを行っている人の脳を観察すると、両者が上下関係ではなく、よりフラットにバランスを取り合っていることがわかっておるんじゃよ」

「なるほど、そういうことですね」

私は言った。

一方で、治療のアプローチが多岐にわたることもヨーダはつけ加えた。マインドフルネスが不安の抑制に効果的なのはたしかだとしても、いままさに起きているパニック発作にも有効だという保証はまだないらしい。

「そういえば先生……」

パニック発作の話題を避けたかったこともあって、私は割って入った。「今日、ここに来る途中でダイアナに会いました。オフの日に〈モーメント〉の人に会ったのは初めてです。それで……彼女がいつもピリピリとして疲れている理由が、ちょっとわかった気がするんです」

ほう、とヨーダは興味を示した。ダイアナに会ったとはいっても、彼女と会話を交わしたわけではない。ダイアナは10代前半と思しき女の子と一緒にいた。どうやら彼女の娘のようだ。彼女たちは周囲の目がある街中にもかかわらず、大声で口論していた。難しい年齢だ。私自身、父への反抗心がはっきりと芽生えたのは、ちょうどダイアナの娘と同じくらいのころだった。

半ば叫ぶように娘に何か言っていたダイアナは、遠目から見ていた私の姿に気づいたようだった。ハッと我に返った様子を見せると、短く娘に何かを言い、手を引いてどこかに行ってしまった。親子ゲンカを私に目撃されて決まりが悪かったらしい。

「ブリージング・スペース」で緊張感をほぐす

「なるほど、ダイアナは娘さんとの関係に手を焼いておって、それがかなりのストレスになっているというわけじゃな。ナツはダイアナがいつもピリピリとしていると言ったが、そう感じるのはダイアナの身体にストレスが現れているせいじゃろう。ストレスを受けると身体は緊張するからな。

いますぐダイアナに試すというわけにはいかんじゃろうが、今日はストレスでこわばった身体をゆるめる**ブリージング・スペース**▼24ページを教えるとしよう。まずはナツ、君自身が試してみるんじゃ」

ヨーダはいつもの椅子を引っ張り出してくると、私に座るように目配せした。マインドフルネスをはじめてそろそろ1カ月半、さすがに言われなくとも「背中はシャッキリ、お腹はゆったり」の座り方になる。ごく自然に意識が呼吸に向かい、身体が瞑想の準備をしはじめた。

「スーパー!! ナツ、コツをつかんできたな。さすがはマインドフルネスの御本家じゃわい」

途端に意識がかき乱される。そうなのだ、うすうす感じはじめていたが、やはりマインドフルネスの基本姿勢は、幼いころに父から叩き込まれた坐禅に通じるものがある。上達が普通の人より早いのだとすれば、それは私が日本人だからではなく、禅寺の娘だからなのかもしれない。その意味では、皮肉にも私はマインドフルネスの御本家なのかもしれなかった。

「さあ、ここから全部で3つのステップがある。最初は、ストレスを受けたときの自分の変化に気づくことじゃ。何かいやなことが起きたとき、嫌なことが頭に浮かんだとき、自分の心はどんな反応をしているか、はたまた身体の感覚はどう変化したか、それを観察するんじゃ。ストレスの原因を心の中で1つの文にしてみると、より反応がわかりやすいと思うぞ」

私のストレス、それはもちろん自分の研究が進んでいないことだった。多くの人に癒しをもたらす世界最先端の脳科学を学びにイェールまで来たはずなのに、なぜかこの怪しげな老人に手ほどきを受けながら、つぶれかけたベーグル店の手伝いをしている。そのもどかしさは何をしていてもずっと脳にこびりついている。

私は「研究が進まず焦っている」と心の中でつぶやいた。じわりといやな気持ちが押し寄せるとともに、お腹のあたりがひゅっとこわばる感覚が続いた。なるほど、ストレスが身体の緊張につながるというのは、文字どおりの意味なのだ。

「次のステップは、いつもどおり呼吸に注意を向けることじゃ。『1』『2』『3』とラベリングをしてもいいぞ。呼吸は自分をいまここへと呼び戻してくれる錨じゃ」

過去の失敗や将来への不安に向かっていた意識が、私の呼吸に集まっていく。それに伴って、身体の緊張がじわじわとゆるんでいくのがわかった。

「最後のステップ、ここがブリージング・スペースの大事なところじゃ。意識の向かう先を呼吸から身体全体に広げてみよう。コツはあたかも身体全体が呼吸をしているかのようにイメージすることじゃな。

2番目のステップで緊張を感じた部分があれば、息を吐くときにそこに空気を吹き込むようにイメージしてみてもいいぞ。呼吸につれて柔らかくなっていく感じ、開《ひら》けていく感じを持つように」

「脳構造」が変われば「ストレスの捉え方」も変わる

ブリージング・スペースを終えた私は、ヨーダの非科学的な言葉遣いに違和感を覚えながらも、不思議な感覚を経験していた。心なしか身体の緊張がほぐれたような……。私を取り巻く環境が何か変わったわけではないにしろ、その捉え方が変わったと言えばいいだろうか。

「マインドフルネスは脳をつくり変える以上、ストレスの捉え方そのものも変える」

ヨーダは静かに言う。「理性によってストレスを抑え込むのではなく、理性と感情がうまく調和する脳状態をつくっていくわけじゃ。

もちろん、脳の構造や機能に変化をもたらす細かなメカニズムは、まだ完全にわかっとるとは言えんがな。神経細胞を成長させたり新たに生み出したりしておるのか、はたまた自律神経と免疫の機能を改善して、神経細胞の維持・再生を促したり、死滅を防いだりしとるのか。今後、神経細胞の生存・発生・機能のカギを握る**神経栄養因子**（ＢＤＮＦ）の測定などが進めば、わかってくることがあるじゃろうな。

あるグループが２０１０年に報告しているところによると、マインドフルネス・ストレス低減法により、右側の扁桃体で灰白質の密度が減っておった。つまり、ストレス反応を助長する扁桃体の働きが弱まったというわけじゃな。実際、ストレスの低下と同部位の密度減少は比例していたそうじゃ[01]」

またもやヨーダの眼光が鋭くなっている。声も一段と力強く、いつもの飄々《ひょうひょう》とした口調ではなくなっていた。

「先生、ダイアナの話で思い出したことがもう1つあります。マインドフルネスはどちらかというと心の疲れを癒す方法ですよね。ですが、ダイアナを見ていると、彼女は実際に身体も疲れているという印象を受けるんです。両者はどういう関係にあるんでしょうか？」

疲労は「疲労感」という脳現象である

「スーパー!!　いい質問じゃ」

ヨーダは満面の笑顔で答えた。「身体的な疲れはいろいろな形で現れる。イライラする、やる気が出ない、集中できない、なんとなくだるい、物忘れが多い、昼間も眠い……などなどじゃ。普段ならぶつけないようなところに身体をぶつけたりするときも、疲労が溜まっとるサインじゃ」

　残念ながらヨーダがあげた例は全部、私に当てはまる。

「疲労についての科学的データはあまり多いとは言えんが、運動やヨガ、ＴＭＳ磁気治療や薬物治療などに加えて、マインドフルネスや認知行動療法の効果も報告されておる。認知行動療法というのは、カウンセリングなどを通じて疲労の捉え方を変えて、疲労とうまくつき合う術を学んでいく方法のことじゃな。

　ここで重要なのは、身体の疲れすらも、筋肉などの物理的な消耗としてだけではなく、『疲労感』という脳現象として捉えるアプローチが取られていることじゃ。重度の疲労感を持つ慢性疲労症候群の患者を対象にしたメタ解析では、運動指導と同じくらいカウンセリングが有効だという結果が出たという。[02] 線維筋痛症や多発性硬化症といった疾患は重い疲労感を伴うことで知られておるが、うつ病と同じく左前頭葉へのＴＭＳ磁気治療が効果的だったとの報告もある。[03] そして、ロバート・シンプソンたちの２０１４年のメタ解析では、マインドフルネスが多発性硬化症患者の疲労感を改善した事例が紹介されておる。[04]

身体の疲れすらも、癒しのメインステージはやはり脳なんじゃよ。マインドフルネスとＴＭＳ磁気治療、いずれも実際に受けた人々は、まず『頭がすっきりした！』と口を揃えて言うのも興味深いポイントじゃな。

ちなみに、アメリカで『5-hour ENERGY』という高カフェインのエナジードリンクが大流行したあと、死亡例が出たりして問題になったのを知っておるか？　皮肉にも、そのドリンクをヒットさせたインド系アメリカ人の創業者は、毎日1時間、地下室で瞑想をしとるらしいぞ。身体の疲れはエナジードリンクなどでは癒せず、脳へのアプローチが必要だと知っておったのかもしれんな[05]」

「なるほど」

私は頷いた。「結局は脳と心の問題だということですね」

ヨーダは右手を小さく挙げた。

「いや、もちろん認知を変えることがすべてではない。睡眠、運動、食事といった要素が、休息の基盤になることは忘れちゃいかんぞ」

脳の疲れを防ぐ食事

「あなた、眉間のシワがなくなってきたわね」

先週からはじめた〈モーメント〉の早朝トイレ掃除をしていると、また背後から話しかけられた。今度はダイアナだ。

週末にあの母娘ゲンカを目撃したあとなので、なんだか気まずい。それは彼女も同じなようで、だからこそ向こうから声をかけてきたのだろう。いつもの冷たい口調は変わらないが、この店を手伝いはじめて以来、ダイアナのほうから先に声をかけてきたのはおそらくこれが初めてだ。

「だって、あなた、ちょっと前までいつも眉間にシワを寄せてたもの」

「あ、そう。全然自覚がなかったわ」

これも毎日続けているメッタの効果だろうか。

「うちの娘もいつもそんな感じなのよ……。ほら、週末に私と一緒にいたあの子。いま13歳よ。いつも不機嫌で何も話してくれない。ちょっとでも気に食わないことがあると反抗してくる。困ったもんだわ。とくに、父親がいないとね……」

初耳だった、ダイアナがシングルマザーだったとは。離婚したことには何の後悔もないらしいが、元夫がまともに養育費を払わなかったりで、日々の生活がかなり苦しいのだという。

「心配しないで。ここの給料に文句を言ってるわけじゃないわ。ただ、これ以外にもバイトをかけ持ちしてるの。それで身体はクタクタ。家に帰れば、あのとおり娘とケンカ……。ごめんなさい、つい話し込んじゃったわね。邪魔して悪かったわ」

こちらが聞いているわけでもないのに、ダイアナは一方的に身の上話をした。娘との口論を私に目撃されたことがきっかけだろうが、ずっと誰かに愚痴を言いたかったのだろう。やはりずいぶんとストレスを溜め込んでいるようだ。

話を聞けば聞くほど、彼女がいつも仏頂面でイライラしていた理由がわかる気がした。これだけ目まぐるしい生活を続けていれば、心身が疲弊してもおかしくない。

そのまま立ち去ろうとするダイアナを呼びとめて私は言った。

「ダイアナ、私……ずっと、もう一度謝りたくて……。あのときは怒鳴ったりして本当にごめんなさい。私もいろいろなことが続いて、心に余裕がなかったの。それが言い訳にならないのはわかっているけど、私ったら何も知らずに……」

「いいのよ。もう私も気にしてない。それに、あのときのミスは、明らかに私に落ち度があったわけだし」

ダイアナはふっと力を抜いて微笑んだ。彼女の笑顔を見たのは初めてだった。厚化粧で不機嫌そうな表情をしているときには気づかなかったが、彼女も若いころには相当な美人だったに違いなかった。


——


「食事についても、いろんな方法があるわ。菜食主義、穀類中心、身体の酸性度を下げるものなどなど。地中海地方の食生活がストレスにも心臓にもいいというデータもあるのよ[■06]。ただ、まだ科学的なエビデンスが不十分なものも多いから、注意は必要ね」

まだ誰もいないバックヤードで、私はダイアナに講義をしていた。

「あなたがカルロスたちとやってる瞑想、あれってマインドフルネスでしょう?」

きっかけになったのはダイアナのそのひと言だった。ダイアナは以前からマインドフルネスに興味があって、個人的にいろいろな情報を集めていたらしい。うれしくなった私は、ストレスと疲労を抱えたダイアナの役に立ちそうな情報を伝えることにした。といっても、全部、ヨーダから昨日聞いた話だ。

「地中海地方の食事って?」

ダイアナの質問に私はこんなリストで答えた。

・毎日摂取したほうがいいもの――野菜、果物、ナッツ類、豆類、イモ類、全粒穀物、魚、エクストラ・バージン・オリーブオイル、チーズ、ヨーグルト
・ほどよく摂取したほうがいいもの――鶏肉、卵
・摂取を極力控えるべきもの――赤身肉

「カロリー制限や水分補給も、脳の疲労回復のためには大事だと言われているわ」

私は続けた。「それ以外で、脳にプラスの影響がありそうなのは、果物・緑茶などに含まれるフラボノイド、ジンセン(高麗人参)やギンコウ(イチョウ)といったハー

ブ、魚油などに含まれるオメガ3脂肪酸などね。[07] あと、最近ホットな話題は、腸内細《ちょうないさい》菌叢《きんそう》を整えると脳にいいってことで、発酵食品なんかもオススメよ。[08]

避けたほうがいいことがはっきりしているのは肥満。肥満はうつ病の温床であり、同時にうつ病の結果でもあることが知られているの。とくに衝動食いなどの食行動を減らすことが大事ね。

ここでもマインドフルネスが役に立つってわけ。『食べたいな』という感覚が生まれたら、そこに注意を向けるの。マインドフルネスや認知療法との組み合わせによって、実際に食行動を改善できるという研究もあるくらいよ。20以上の研究のメタ解析によると、80%以上の研究で過食や感情的な食行動が改善していたというから、これはバカにならない結果よね[09]」

ダイアナは私よりもよっぽどマインドフルネスに興味があったらしく、メモを取りながら話を聞いている。

脳が回復する5つの習慣

「最後に、疲労感の改善に欠かせないのは、やっぱり運動よ。うつ病の患者さんは疲労感を伴いやすいんだけど、適度に運動をすることで、かなりの治療効果（中等度以上の効果量）があったの。[10] 頻度は週に3〜5回がいいとか、エアロビクスやウエイトトレーニングを混ぜるといいとか、最大酸素消費の75％程度の強さがいいといった報告もあるわ。[11]

運動によって脳が変わるという報告も多いの。平均60代後半の人たちが、40分ほどの有酸素運動（速歩）を1年続けたところ、記憶を司る海馬の容積が2％増加したというデータもあるわ。[12] つまり、脳の年齢が1〜2歳は若返ったというわけ。脳をリフレッシュするのに、遅すぎることなんてないのかもね。

それ以外に、おすすめできる方法は……」

そう言って私は5つを列挙した。

これもヨーダからの受け売りだ。

① オン／オフ切り替えの儀式を持つ（↑特定の音楽を聴く、シャワーを浴びるなど。脳は2つを同時にできない。仕事モードと休息モードをはっきりさせる）

② 自然に触れる（↑人を超えたスケールの非人工物に触れることで、日常・仕事モードからの解放を促進する）

③ 美に触れる（↑美しいという感覚は、脳の報酬系・背外側前頭前野などへ作用するとされる[13]）

④ 没頭できるものを持つ（↑好きなことに集中すると、報酬系が刺激される）

⑤ 故郷を訪れる（↑育った場所には安心がある。安心は不安の反対）

「娘にも試してみるわ」

ダイアナは穏やかに言った。「マインドフルネスって子どもの反抗期にも効果があるって言われているんでしょ？」

彼女の言うとおりだ。マインドフルネスによりティーンエイジャーの行動が改善し、親子の関係、親の自信が回復したとの報告もある[14]。

分弱ではあったが、私のミニ講義にダイアナはとても満足していた。これまで残っていた2人のわだかまりも、まるでウソのようだった。

「なんとなくだけど、ヨシ（吉郎、つまり私の伯父のことだ）があなたを受け入れた理由がわかったわ。私たちがあなたに反発してボイコットしたとき、あの人ったら珍しくみんなに頭を下げたのよ。『ナツにもう一度、チャンスをやってくれ』ってね」

知らなかった。あの無関心そうな伯父が裏側でそんなことをしていたなんて……。きっと伯父の根回しがなければ、私はこの店に戻ってこれなかっただろう。


「この店がダメになったのは――」

ダイアナが続けた。「1年前にヨシが共同創業者だったセルゲイをクビにしてからなの。それ以来、店のいろんなことがバラバラになって、ヨシもどんどんやる気を失っていった。

ヨシがあなたを呼び戻したのは……あなたにセルゲイと似たところを感じたからかもしれない。私はそんな気がするのよ。だからあなたに賭けてみようと思ったんじゃないかしら」

Lecture 6

さよなら、モンキーマインド

こうして雑念は消える

月に一度は「怠けること」に専念する

「ほう、さっそく、ナツが率先してレイジー・デーをやってみたというわけじゃな」

ヨーダはうれしそうに緑茶をすすった。先週のスタッフミーティングの前に私は、伯父に**レイジー・デー**の導入を掛け合ってみた。これはその名のとおり、怠ける日（Lazy Day）なのだが、ただサボればいいわけではない。月1日の特別有給休暇をルール化し、自分のケアに集中してもらうのである。

レイジー・デーは、マインドフルネス指導者として世界的に有名な**ティク・ナット・ハン**が提唱した仕組みである。彼はベトナム出身の禅僧であり、南フランスに「プラム・ヴィレッジ」というマインドフルネス研修所をつくった。そこでも丸一日を休息のためだけに使うレイジー・デーが設けられている。何もスケジュールを入れず、各自が歩行瞑想や軽い読書をしたり、家族へ手紙を書いたりするのだという。

「伯父さん、気づいていると思うけど、〈モーメント〉は少しずつ忙しくなってきているわ。お客さんも増えはじめてる。でも、そのタイミングだからこそ、みんなにしっかり休んでもらうことが大切だと思うの」

私はダイアナの疲れきった顔を思い浮かべながら、伯父に切々と訴えた。相変わらず伯父は何を考えているのかわからなかったが、「わかった」とだけ言った。

伯父がレイジー・デー導入をスタッフに発表したその週、私はさっそく休暇を取った。まずは私が休みを取ることで、みんなも休みやすくなるはずだと考えたからだ。せっかく時間があるのだから、イェールに行ってヨーダのレクチャーを受けたい気持ちもあったが、私は1日を無為に過ごした。かつて1分も瞑想していられなかったことを思えば、ずいぶんと成長したものだ。

レイジー・デーの導入は、当然ながらヨーダからのアドバイスである。

「そのままズルズルとサボり癖がつくんじゃないかと心配する必要はない。サボるのと自分をケアするのとは違うんじゃ。ナツの話を聞く限り、〈モーメント〉のみんなは元来、真面目な人ばかりのようじゃからな。そういう性格の人は、自分をケアしすぎるぐらいでちょうどいいんじゃよ。

で、どうじゃったかな？　レイジー・デーを過ごしてみた感想は？」

ヨーダはいつものようにモジャモジャ頭をかき回している。白衣の汚れは相変わらずだ。私や〈モーメント〉がどんどん生まれ変わりつつあるのに、この人の変わらなさといったら……。ヨーダが淹れてくれた緑茶を飲みながら私は答えた。

「それが……ちゃんと休めたのか休めなかったのか、よくわかりません。瞑想をしていないときは、どうしてもいろんな考えが浮かんできちゃって……。気づくと、研究のこととかお店のみんなのことを考えているんですよ。しかも、何度も同じようなことが頭に浮かんできて、堂々巡りしているんですよね」

雑念が疲労を呼ぶ――モンキーマインド解消法

「うむ、それでは今日は『頭の中のサル』を飼い馴らす方法を教えるとしよう」

「え？　サル、ですか……？」

戸惑う私に向かってヨーダはにっこり笑った。

「そうじゃ。ナツのようにいろんな考えに頭が満たされた状態を**モンキーマインド**という。サルたちが頭の中でうるさく騒ぎまくっとるような状態じゃな。雑念が頭を占拠しておると、脳は疲れやすくなる。脳というのは人間のあらゆる臓器の中でも、膨大なエネルギーを消費する場所じゃからのう。モンキーマインドを脱すれば、脳は本来の力をフルに発揮できるようになる。集中力、判断力、読み書き計算のような処理能力、創造性……そういったものを高めることもできるんじゃ」

なるほど、いつも騒々しい私の頭の中には10匹くらいサルが住んでいそうだ。いったいどうすれば、このサルをおとなしくさせられるのだろう。いつもの瞑想を終えるとヨーダが静かに言った。

「自分がちょうど駅のプラットホームにいるところを想像してみなさい。そこへ電車が入ってくる。中に乗っているのは『考え』というサルの乗客たちじゃ。電車はしばらくそこに停車するが、君はホームにそのまま留まる。しばらくすると電車は去っていく、サルたちを乗せたままな。次から次へといろんな電車がやってくるが、ナツの立ち位置は変えない。ずっとホームじゃ」

この比喩に何の意味があるのだろう？　怪訝そうな私の表情を見て満足げに頷くと、ヨーダは続けた。

「つまり、大切なのは『考え』に対して傍観者であり続けることなんじゃよ。いいか、人間というのは、あたかも『考え』を自分自身だと思いがちじゃ。とはいえ本来、自分というのは容れ物にすぎん。駅と電車を同一視するのがバカげとるように、自分と雑念を同じものとして見る必要はない。

心は雑念が行き来するプラットホーム

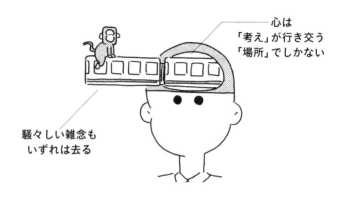

「考え」が行き交う
「場所」でしかない
騒々しい雑念も
いずれは去る

「考えている自分」と「考えていること」を同一視しないことが大切

自分の心は電車たちが行き交うプラットホーム。どんなに雑多な種類の電車が入ってこようと、プラットホームは変わらない。そういうイメージを獲得することで、まず自分自身の心をつねに片づけられた状態に保つんじゃ」

なるほど、たしかに私たちは普段、「考えている自分」と「考えていること」とをあまり区別していない。何かについてくよくよ思い悩んでいれば、まさに自分自身が悩ましいのだと考えてしまう。考えがぐるぐるとループをはじめれば、自分も堂々巡りしているような気になってくる。

しかし、サルと一緒に騒がしい満員

電車に乗り込んだりする必要などないのだ。自分はその電車の乗客ではない。

「こんなイメージで心の中に空きスペースをつくることじゃ。実際、心に余裕がある人は、自分と考えを同一視しとらん。どんな考えも、一時的に脳を訪ねてくる客人であって、ずっと頭の中に住みついているわけではないんじゃ」

マインドフルネスは「第3世代」の認知行動療法

「先生、これって一種の**認知行動療法**なんでしょうか？」

「ふぉふぉふぉ」

気味の悪い高笑いとともにヨーダは頷いた。「鋭い、さすがはわしの一番弟子じゃ」

ヨーダの弟子になった覚えはなかったが、認知行動療法については私も多少知っていた。アーロン・ベックというアメリカ人精神科医が1960年代に編み出したカウンセリング手法だ。認知、つまりは「考え方」を変えさせることで、心の不調を改善する療法だ。ヨーダの先ほどの電車の話は、いわば「考えについての考え方（認知）」を変えようとしたものだと言えるだろう。

「人間は『考え・気持ち・行動』の3つから成り立っている」――このシンプルな思想が認知行動療法の根底にはある。そして、そのシンプルさゆえに、認知行動療法は不眠、うつ、不安、パニック障害、拒食症、薬物依存、怒りなど、さまざまな領域に応用され、その効果が実証されている。いまやカウンセリングの世界では、「王様」と言ってもいい存在だ。

「釈迦に説法になるが、認知行動療法はもともと主に行動を修正する行動療法としてはじまった（第1世代）。これがさらに洗練されていき、考え方の悪いクセ、いわゆる**認知の歪み**を一定の理論に基づいて修正していく第2世代が生まれた。

そして！　第3世代の認知行動療法の1つとして、**マインドフルネス認知療法**が広がりつつある。アメリカで生まれた合理主義的な方法と、東洋に起源を持つマインドフルネスが出合ったというわけじゃな。さっきわしが君に対してやったように、まずは瞑想などを取り入れながら、自分の認知を客観視させることからはじめる。マインドフルネスは『自分の考え方のクセ』に気づくのにも有効なんじゃ。

そして、そこに従来の認知行動療法を組み合わせる。認知の歪みを紙に書き出したうえで、それを修正していくんじゃ。マインドフルネスを組み合わせることで、いわば自分の考え方のクセを料理しやすくするというわけじゃな」

あの認知行動療法とマインドフルネスが合体しているとは……。しかし、わざわざ瞑想などを取り入れなくても、認知行動療法はこれまでも十分に機能しているように思うが……。

「まだ半信半疑のようじゃな」

ヨーダは抜け目なく私の心を読む。「いつもどおりいくつかの研究も紹介しておくぞ、ふぉふぉ。オックスフォード大学のチームが行った研究、これがなかなかすごくてな」

そう言ってヨーダが見せてくれた研究論文には、さすがに舌を巻いた。掲載されたのは世界で最も有名な医学ジャーナルだ。[01]

長年にわたって薬物治療を受けている重度のうつ病患者を、無作為に2つのグループに分ける。一方にはこれまでどおり薬物を投与するが、もう一方はなんと薬の処方をやめて、週2時間のマインドフルネス認知療法に切り替えたという。8週間に及ぶ治療のあと、2年間にわたって追跡調査を行い、どちらのグループがうつ病の再発率が高いかを調べると……。

「そう、2つのグループの再発率に差はなかったんじゃよ」

これはある意味では衝撃的な結果だ。ヨーダの目がキラリと光る。

「ふぉふぉ、いくら薬物治療が避けられるようになりつつあるとはいえ、この研究の対象となっていたのは、重度のうつ病患者さんたちじゃ。そういう患者さんからいきなり薬物を奪うというのは、精神科医にしてみればかなりリスキーに思える。再発の可能性も高いからな。にもかかわらず、マインドフルネス認知療法による8週間のカウンセリングが、薬と同等の効果を発揮した。この方法の有効性を示した画期的な研究と言えるじゃろうな」

なぜいつも「同じこと」を考えてしまうのか？

「医療以外の場面でもマインドフルネス認知療法を取り入れる方法ってないんでしょうか？　私が〈モーメント〉のみんなにも教えてあげられるような」

このとき、私の頭の中にはトモミの顔が浮かんでいた。トモミはスタッフの中では最も従順で、そつなく仕事をこなしているように見える。以前のカルロスのようなうっかりミスもないし、ダイアナのようにイライラをまき散らすこともない。瞑想スペースを設置したときにも、比較的早い段階で参加してくれた素直な性格の持ち主だ。

ただ、気がかりなことがないわけではなかった。マインドフルネスを実践するようになってから格段にミスが減ったカルロスや、明らかに表情に柔和さが出てきたダイアナと比べると、トモミには表立った改善が見られないのだ。淡々と仕事をこなしているのでつい見逃してしまいそうになるが、よく観察していると、仕事中でも彼女は思い詰めたような表情をしている。

月に1回のレイジー・デー制度を導入したあとも、彼女だけがまだ今月の有給休暇を取得していない。ひょっとしたら、いま最も休息を必要としているのはトモミなのかもしれなかった。

「〈モーメント〉でもできる方法……か。では、特別に伝授してしんぜよう！」

今日はやけにもったいぶっている。何かいいことでもあったのだろうか。「以前に教えたブリージング・スペース▼24ページを覚えておるかの？　念のためにおさらいしておくと、これは3ステップから成っておった」

① 瞑想しながら、ストレスの原因をフレーズ化して、身体の変化を観察する
② 呼吸に注意を向け、いま、ここを意識する
③ 意識を身体全体に広げる。緊張のある部分に呼吸を吹き込む

「うむ、ブリージング・スペースで、ストレスの原因を一文の形にしたのは、身体の緊張をほぐすためじゃったが、ここでは、ストレスの原因となっている考え方（認知）のクセを加工しやすくするのが目的じゃ」

私はブリージング・スペースのときと同じように、「研究が進まず焦っている」というフレーズを思い浮かべた。

「このように考え方のクセを1つの文にするのには意味がある。認知の歪みに名前をつけることで、それに対する決まった対処法がとれるようになるからじゃ。

心のプラットホームにはごちゃごちゃといろんな電車（雑念）が入ってくるように思えるかもしれんが、じつはごく限られた種類の電車しか走っとらんかもしれん。電車の名前がわかってしまえば、『ああ、またこの電車か』と落ち着いて対応できるというわけじゃな」

「一種のラベリングですね」

私の相づちにヨーダは満面の笑顔で答える。

「いかにも！　では、すでにラベリングした考え▼26ページが現れてきたとき、どんな対処をすればいいか？　これにはだいたい5つくらいの方法が考えられる。

①**捨てる**――あまりにも何度も浮かんでくる考えであれば、『もう十分！』とばかりに頭の外に送り出す。シンプルじゃが、あなどれん方法じゃ。

②**例外を考える**――その考えが当てはまらないケースを考えてみる。同じ考えが現れるのは、同じ前提を置いているからじゃ。自分はどんな前提を置いてしまっているのかに思いを馳せると、それが当てはまらないケースが見つかるぞ。

③**賢者の目線で考える**――自分が尊敬する人や歴史上の偉人なら、この考えについて何と言うだろうか、と考えてみるんじゃ。君のプラットホームに偉人の目線を招き入れるわけじゃな。

④**善し悪しで判断するのをやめる**――マインドフルネスの基本はいま、ここをあるがままに受け入れることじゃ。その考えがいいとか悪いといった価値判断をしないノンジャッジメンタル（non-judgmental：判断しない）こそが基本じゃ。

⑤**由来を探る**――なぜその考えが何度も現れてくるのか、その原因を探るという方法じゃな。なぜその電車は頻繁にプラットホームにやってくるのか。どこからその電車はやってくるのか。それを突き止める。繰り返し現れる考えの原因になっているのは、自分の中の満たされていない願望じゃ。これを**ディープニーズ**（深い願望）という」

脳を疲れさせる「ジャッジメンタル」とは？

「どんな考えが浮かんでくる？」

ここは〈モーメント〉のバックヤード。目をつむって椅子に座るトモミに向かって、私は静かに話しかけた。彼女は少し思いを巡らすような様子を見せたあと、つぶやいた。

「えっと……恥ずかしいんだけど、いつまで経っても家事がちゃんとできないのよ、私。今日も部屋を散らかしたまま仕事に来ちゃった。夫は朝から晩まで頑張って仕事してくれてるのに、私ったら本当に要領が悪くて……」

「じゃあ、それを1つのセンテンス（文）にしてみて」

私がラベリングを促すと、トモミは「私は家事ができないダメな人間だ」という文をつくった。

「トモミ、まずはその考えの存在を認めましょう。あなたの頭にはいつもその考えが浮かんでくる。だとしたら、この考えをどう修正できるかしら？　いくつかやり方はあるけど、いちばんシンプルなのは『善し悪しで判断するのをやめる』ことね。家事ができていないのは事実だとしても、それが『ダメ』につながるのはなぜかしら？　そもそも、旦那さんはそんなあなたを本当に『ダメ』だと思っているのかしら？」

私から見る限り、トモミの「自分は要領が悪い、ダメな人間だ」という考えは、「認知の歪み」以外の何ものでもなかった。少なくとも職場での彼女を見ていて、「ダメ」なスタッフだと感じる人はまずいないだろう。やはり彼女はあまりにもジャッジメンタルなのだ。

「あとは、あなたが尊敬する偉人を思い浮かべてみて。彼・彼女だったら、あなたの『私は家事ができないダメな人間だ』という考えに対して、どんなことを言うかしら？あくまで想像でかまわないわ」

あとで聞いたところ、彼女はマザー・テレサのことを思い浮かべていたらしい。瞑想が終わるころには、ずいぶんとトモミの表情が明るくなった。

「ナツ、今日はありがとう。何だか、心が軽くなったわ。本当に頭の中から、うるさいサルが1匹去っていったような感じ」

瞑想が終わったあとも、トモミは静かに内省を続けている様子だった。

自分自身のディープニーズへの探求がはじまったようだ。

ディープニーズか……。私の「深い願望」は何だろう。

どうして私の中には、研究に対する焦りが絶えず浮かんでくるのだろう？

なぜマインドフルネスに対する反発を捨てきれないのだろう？

脳裏にはまたもや父の顔がちらついたが、そのことについては、まだヨーダに話す気にはなれなかった。

Lecture 7

「怒りと疲れ」の意外な関係性

「緊急モード」の脳科学

「扁桃体ハイジャック」から脳を守れ!!

「……ふぉふぉふぉふぉ、まあ、そう気を落としなさんな」

落ち込む私にヨーダは言った。椅子に座った私はガックリとうなだれている。ヨーダの週末レクチャーがはじまって2カ月が経とうとしていた。カルロス、ダイアナ、そしてトモミと、スタッフにマインドフルネスの効果が現れ、私は内心、ホッとしていた。徐々にではあったが客足も増えつつあり、何よりもお店の雰囲気が以前に比べると格段によくなっている。

ちょっとした厄介事が起きたのは、そんな最中のことだった。端的に言えば、また私がキレてしまったのである。

カルロス、トモミ、ダイアナ、そして私の4人で朝の瞑想を終え、開店準備のためにそれぞれの持ち場に向かうときだった。スタッフの1人が、すれ違いざまに私にだけ聞こえる小さな声で囁《ささや》いてきたのだ。

「あんた、ずいぶんとベーグル屋のスタッフが板についてきたな、フフ……」

ハッとして振り返ると、あからさまな嘲笑を浮かべているブラッドがそこにいた。もちろんこれは褒め言葉などではない。先端脳科学研究室を逃げ出し、いつまで経ってもイェールへの復帰メドが立たない私への当てこすりだった。私はなんとか感情を抑えようとした。

「そ、そうかしら……。早くこの店を立て直して、研究に戻りたいわ……」

なんとか言葉を絞り出しても、ブラッドはさらに意地の悪い様子でたたみかけてくる。

「いや、あんたにはここがお似合いだよ。おれにとっては小銭稼ぎにすぎないがね」

「ブラッド、いい加減にして！　仕事に専念して」

私は声の震えを抑えながら答える。が、彼の毒舌はとまらなかった。

「あの、マインドフルネス……だっけ？　クリスに聞いたが、あんたの父親は仏教の坊主なんだってな。なるほど、道理で『東洋の神秘』がお似合いなわけだよ！」

もう何をやっても無駄だった。その瞬間に私の怒りは爆発し、彼に向かって何か怒鳴りつけていた。ろれつが回らず、自分でも何を叫んでいるのかわからない。

「ガシャーン!!」という音が聞こえ、食器と食事が床に散乱した。ブラッドが持っていたトレイを私がはたき落としたらしい。

その音で我に返ると、スタッフ全員が唖然としてこちらを見ていた。私は何も言わずにそのままバックヤードに逃げ込み、裏口から店の外に飛び出した。


――


「怒りはな、脳が自分を守るために発動させる『緊急モード』の一種じゃ」

いつものように緑茶を淹れてくれたヨーダが言う。

「以前にも触れた扁桃体が、ここでも主役じゃな。扁桃体は外部から過度の刺激を受けると、脳全体を乗っ取って暴走をはじめる。**扁桃体ハイジャック**などとも呼ばれる■01が、じつはこれが怒りの正体じゃ。扁桃体が暴走すると、アドレナリンが分泌されて脳の思考活動が抑制されるので、前後の見境がなくなったりもする。今回のナッツのようにな……。

怒りは瞬間的な感情じゃし、背景が複雑だったりもするので、臨床の場でも治療に苦労しているのが現状じゃ。最近では、認知療法に基づいた『アンガー・マネジメント』プログラムが注目されたりもしているが、正直言って、効果はいまひとつじゃな」

マインドフルネスによって自分をコントロールできるようになってきた——そんな手応えが私の中には生まれはじめていた。しかし、今回のブラッドとの一件で、芽生えかけていた自信は瓦解していた。

脳から来る「衝動」にはRAINで対処

「怒りに対処するためのマインドフルネスの手法はRAIN▼28ページじゃ。これは次の4つの頭文字じゃな。

① 怒りが起きていることを認識する（Recognize）
② 怒りが起きているという事実を受け入れる（Accept）
③ 身体に何が起きているかを検証する（Investigate）
④ 怒りと自分を同一視せず、距離をとる（Non-Identification）

つまり、自分が怒りを感じているという事実をあるがままに受け入れ、自分の身体に起こっている変化に注意を向けるわけじゃ。これまでどおり、自分の呼吸を意識してもいい。何度も繰り返すが、呼吸はいまここから流されないための錨じゃ。

　これは怒りに限らず、あらゆる衝動にも有効だとされておる。甘いものを食べたいとか、タバコを吸いたいというような衝動的な願望（これを**クレーヴィング**という）が波のように押し寄せてきたときには、それを事実として受け入れながら、身体に起こる変化を観察するんじゃ。

　禁煙をしている人は、これを体得するだけで禁煙の成功率がかなり高まる。これまでも名前が出てきたジャドソン・ブリューアーの報告によれば、マインドフルネスで禁煙の成功率が通常の２倍に上がったそうじゃ[02]。彼はその知見をもとに『Craving to Quit』というアプリを開発しているくらいじゃからのぅ。なかなかの商売上手じゃて、ふぉふぉふぉ」

　私はヨーダが語ったＲＡＩＮを繰り返し反芻していた。今度こそ、同じ失敗は繰り返すまい。私が決意を新たにしていると、ヨーダは人さし指を立てて言った。

「ナツは真面目じゃからな。何よりも、怒りは『ゆとりのなさ』から来ることも忘れてはいかんぞ。山に登っているところを想像してみなさい。そのとき、ナツはどこを見ている？」

目的意識のある人ほど「怒り」に注意

「……え？　頂上、じゃないんですか？」

「まさにそこなんじゃよ。いつもゴールばかりを見すぎとらんか？　何かを成し遂げることにとらわれている状態を、**タスク・オリエンティッド**というが、ナッツは間違いなくそういう傾向が強い人間じゃ。いいか、山を登るときには周りの景色も見てみるといいぞ。足元に生えている草花も忘れてはいかん。タスク・オリエンティッドが過ぎると、ゆとりがなくなる。すると、そこから怒りが生まれる、というわけじゃ。

牧師になろうとしてる学生たちを対象にした実験を聞いたことがあるか？　学生を2つのグループに分けて、一方には『○○時までに次のクラスの教室に行きなさい』と伝える。もう一方のグループにも教室は教えるが、時間を指定しない。どちらのグループも、教室の移動中に困っている人に遭遇するようにしたところ、時間を指定されたグループのほうが手助けをしなかったという。牧師を目指すような人間ですら、タスクがより明瞭に意識された、ゆとりがなくなった途端に、自分たちがなろうとしている職業の本質を忘れてしまうというわけじゃよ[03]」

――

週明けの朝、〈モーメント〉に向かう私の心は再び落ち着きを取り戻していた。交差点の横断歩道の手前まで来ると、ちょうど赤信号につかまる。いつもならば時計やスマートフォンを見てしまうところだが、私は空を見上げた。朝の心地よい空気と清々しい青空。思えばアメリカに来て空を見上げたことなどなかったかもしれない。

「信号待ちは儲けものじゃよ……空を見るにはうってつけの時間じゃからな」

ヨーダからの助言をあまりに忠実に守る自分がなんだかおかしかったが、不思議と心の中にはゆとりが生まれていた。

店のみんなが集まったところで、私はスタッフたちに頭を下げた。最後にブラッドにも謝罪の言葉を伝える。彼は相変わらず皮肉っぽい表情を浮かべており、私の言葉をまともに受けとめるつもりはないらしい。

「（もうっ!!　……こっちは謝っているっていうのに……!）」

再び頭に血がのぼるようなあの感覚が襲ってきたが、ヨーダに教わったＲＡＩＮをやると、感情が少しずつ落ち着いてくるのがわかった。

私が顔色一つ変えないのが残念だったのだろうか、ブラッドは不満そうな顔をしている。また何か憎まれ口を叩くつもりだろうか。

「誰だって、ついカッとなることくらいあるさ」

何か言いかけたブラッドを遮ったのは、意外にもクリスの言葉だった。以前のように私に対して露骨に反発することはなくなったものの、東洋的なものを私と同じくらい嫌悪しているクリスは、いまだに朝の瞑想には参加しようとしない。その彼がこのタイミングで発言したことに誰もが驚いていた。

「おれだって怒りがとまらなくなることがあるからな……」

私は思わずクリスのほうを見た。次の言葉が見つからなかった彼は、ふいに顔を赤らめて目を伏せたものの、不器用な彼の気持ちは私にも痛いほどよくわかった。厳格な日本人の父に抑圧されて育った私たちは似た者同士だ。私がブラッドに対する怒りを克服しようとする姿を見て、クリスも何かしら思うところがあったに違いなかった。

それから数日後、夜の10時を過ぎたころに電話が鳴った。

スマホの画面には「母」と出ている。頭の中で雑多な考えが急速に巡り出す。かろうじて動かした指で電話を取った。

「夏帆？」

京都にいる母の声を聞くのは、本当に久しぶりだった。よい知らせではないことは声のトーンで瞬時にわかる。

「お父さんの病気、もうあかんかもしれんのよ……。お願いやから帰ってきて」

母は声を詰まらせながら言った。私の渡米直前に発覚した父のガンが、想定以上に速く進行しているらしい。病状はかなりよくないようだ。私は何も言えないまま、黙っている。

「夏帆？　夏帆？」

母の心配そうな声が響いた。

「……お母さん、ごめん。私……まだ、帰られへん」

電話を切ったあと、自室のベッドに横たわる。天井を見つめる私の耳には、母のすすり泣きがまだ聞こえていた。

Lecture 8

レジリエンスの脳科学

瞑想が「折れない心」をつくる

瞑想が最強のチームをつくる

「ふぉふぉふぉ」

聞こえるはずのない奇妙な、しかし聞き慣れた笑い声が、週初めの〈モーメント〉店内に響き渡った。

「（えっ！）」

振り向くと、そこにはヨーダの姿があった。いつもの汚らしい白衣の代わりに、ヨレヨレのジャケットを着ている。

「ヨ、ヨー……いや……グローブ教授！　何しに来たんですか、いったい？」

「そりゃ、ベーグルを食べに来たに決まっとるじゃろ。客じゃよ、客。ふぉふぉ」

不思議な老人だとは思っていたが、こんなタイミングで店にやってくるとは……。唖然としている私の横をスッと影が横切った。

「いらっしゃいませ。何になさいますか？」

そう言ってヨーダのテーブルに水を運んでいったのは、ウェイターのブラッドだった。

「ほぅ、ブラッド!! しばらくじゃな。研究が順調にいっとるようで何よりじゃ。風の噂に聞いておるよ、スーパー！」

「ええ、おかげさまで来月にはひと区切りつきそうです。今回の件は、特許取得も検討していまして……」

いつものブラッドに似つかわしくなく、ヨーダには謙虚な姿勢を崩そうとしない。人によってコロコロと態度を変えるタイプなのだ。ヨーダもくしゃくしゃの笑顔をブラッドに向けている。


考えてみれば、2人が以前から知り合いだとしても何ら不自然なことはなかった。いくら研究室が違うのだとはいえ、所属は同じイェール大学の医学部なのだから、学会で顔を合わせることも少なくないはずだ。どうして気づかなかったのか、自分でも不思議だった。

それにしても、ヨーダもヨーダだ。ブラッドと面識があるなら、そうだと教えてくれてもいいのに！

「いらっしゃいませ」

店内の雰囲気の変化を察したのか、バックヤードから伯父も顔を見せにやってきた。

「グローブ教授、いつも夏帆がお世話になっております。伯父の吉郎です。なかなか難しい性格の姪ですが、どうかご指導をよろしくお願いします」

なんとも伯父らしくないセリフだ。ヨーダはうんうんと深く頷いて答えた。

「ナツもブラッドも、2人ともイェールでは優秀そのものじゃよ。この2人が店を手伝ってくれておるとは……。ヨシロウさんもずいぶんと幸せ者じゃな、ふぉふぉふぉふぉふぉふぉふぉ」

ヨーダは上機嫌で高笑いを続けている。

「ヨシロウさんは、さながら〈モーメント〉のフィル・ジャクソンといったところじゃな」

ヨーダはニコニコとしながら言った。高校時代にバスケ部だった私は、フィル・ジャクソンの名前くらいは知っていた。アメリカのプロバスケットボールリーグNBAの名監督として知られる人物だ。マイケル・ジョーダンを擁するシカゴ・ブルズ、コービー・ブライアントのロサンゼルス・レイカーズを何度もタイトルに導いたことで知られている。

「ジャクソンは、ジョーダンやブライアントのような飛び抜けた能力を持つスター選手たちを巧みに束ねていった。個性あるプレーヤーが自己中心的なプレーに走りすぎたら、バスケットでは勝てんからの。ナツやブラッドが力を合わせるまでには、ヨシロウさんの苦労も並大抵のものではなかったはずじゃ、ふぉふぉふぉ」

「いえ、私はとくに大して何もしておりませんので――」

伯父はいつもの無表情のまま、短く答えた。ヨーダもなかなか油断のならない男だ。私がブラッドとの関係に苦労していることや、伯父がまったくやる気を見せないことを知っているくせに……。


「チームや組織を動かしていくうえでは、自我が邪魔になることがある。日本語では**セルフレスネス**（Selflessness）を意味する『滅私』という言葉があるそうじゃな。

ナツ、以前にブリューアーの研究を紹介したときに、マインドフルネス瞑想は自己へのとらわれを司る後帯状皮質の活性を低下させるという話▼102ページをしたのを覚えているかな？　この点を発展的に解釈すれば、マインドフルネスはより高度なチームワークを生み出す可能性もあるぞ。後帯状皮質の活動を抑えれば、理論的には『自分が、自分が』というエゴも顔を出しづらくなるわけじゃからな。

多くの一流企業が瞑想を取り入れはじめている理由の1つはここにあるんじゃないかとわしは睨んでおる。ちなみに、フィル・ジャクソン監督も禅マスターとして知られておってな……」

いつのまにか店でレクチャーがはじまっていた。周りのお客さんたちもいったい何ごとかとヨーダに視線を向けている。夢中で話していたヨーダもさすがに店内の空気の変化に気づいたらしい。

「はっ、いかんいかん……。ついクセで講義をはじめてしまったわい。ふぉふぉふぉ」

照れ笑いを見せた彼がいつものようにモジャモジャ頭をかくと、ジャケットの脇が破れて、大きな穴が空いているのが丸出しになった。本人は一向に気にする様子はなさそうだが、どういうわけか私のほうが恥ずかしくなる。


その後もブラッドは甲斐甲斐しく注文をとったり、ベーグルを運んだりと、ヨーダのそばを離れなかった。何やら親密そうに話し込んでいる。

私は気に入らなかった。

「(私とブラッドが力を合わせるって、何よ。そんなの、ありえない……)」

「回復力のある脳」はつくれるか——レジリエンス

ヨーダの突然の〈モーメント〉来訪があった前日、私はいつものようにニューヘイブンの地下研究室を訪ねていた。私がヨーダに伝えたのは、いいニュースと悪いニュース、それぞれ1つずつだった。

まず、いいニュースは、〈モーメント〉が生まれ変わりつつあること。

それは店のスタッフ全員が肌で感じているはずだった。私はこの店に初めて来たときのことを思い出していた。どんよりした店内、活気も愛想もない店員、オペレーションの悪さ、食事のまずさ……。それがいまではどうだろう。店内は清掃が行き届き、スタッフの動きにも機敏さが見られる。カルロスのミスはほとんどなくなり、トモミやダイアナもにこやかにフロアを動いている。明らかにマインドフルネス瞑想が功を奏していた。

結果は表面だけでなく、店の業績にも如実に現れていた。ここ4週間は連続で売上が伸びており、このままいけば〈モーメント〉はかつての姿を取り戻せるかもしれない。そんな見通しが立ちつつあった。

そして、悪いニュースは――。


「ふむ、ピンチというわけか……」

私の報告を聞いていたヨーダは、静かに言った。私は悔しくてならなかった。あと少しで〈モーメント〉の立て直しがうまくいきそうだというのに……よりによってこのタイミングで、店から50メートルも離れていない場所に、大手カフェチェーンが新規出店をするなんて……。このチェーン店も、ベーグルを中心としたフードを提供することで人気を博していた。

オープンすれば〈モーメント〉の顧客は奪われ、売上に大打撃を受けることは目に見えている。かなり楽観的なシミュレーションでも賃金カット、場合によっては人員削減が必要になりかねない。いまここで給料を下げたり、クビを切ったりすれば、スタッフたちのモチベーション低下は必至だ。

果たして、このショックに店のみんなが持ちこたえられるだろうか。

「ナツは**レジリエンス**（resilience）という言葉を知っているかね？」

レジリエンスについては、私も少しだけ調べたことがあった。もともとは「復元力」を意味する物理学の用語だ。負荷によって変形させられた物質が元の形に戻ろうとする力、それがレジリエンスという言葉の基本的なイメージである。
これが**ポジティブ心理学**と呼ばれる分野に持ち込まれ、心にかかったストレスに対処する力、自らの精神を元に戻そうとする力を意味するようになった。レジリエンスの低い心は、一定の負荷がかかると折れてしまう。これを高めれば、簡単には折れない竹のような「しなやかな心」を手に入れることができる——。

「うむ、そのとおりじゃ」

私の説明に満足したヨーダは頷いた。「9・11のようなテロや東日本大震災のような災害で生まれる大きなトラウマはもちろんじゃが、より個人レベルでのストレスに直面したときにも、人間のレジリエンスが問われる。レジリエンスとは心の平静を保つ能力であり、その意味では脳の休息の基礎を成すものだと言ってもいい。

戦場で大量の人の死や爆撃、破壊行為を経験する軍人たちは、退役後にさまざまなトラウマで苦しむことが知られておる。ただし、同じ経験をしておっても、ストレスから立ち直れる人間とそうでない人間がおるんじゃ。イェール大学最寄りの退役軍人病院内にある国立PTSDセンター・臨床脳科学部門では、イェールのスタッフが中心になってレジリエンスの研究を進めてきた。

レジリエンスを高めるためには、どんな方法があるか、知っとるかな？」

「一般的に言われているのは――」

私は待っていましたと言わんばかりに答えた。「**楽観性**ですよね。楽観的でいることで、脳の前帯状皮質の活動が変化したという研究を読んだことがあります。[01] 前帯状皮質はうつ病患者などで問題が見られることが報告されていますから、[02] 何ごとも楽観的に、前向きに考えるようにすることが、ストレスに強いしなやかな心をつくるというのは、ありそうな話じゃないでしょうか。

あとは……人とのつながり、いわゆる**ソーシャル・サポート**がレジリエンスを強めるという話も聞いたことがあります」

「スーパー!!　さすがはナツじゃ」

満足気な表情のヨーダが答える。「他人との持続的かつ広範なつながり、あるいは、同じような境遇にある人との支え合いなどが、レジリエンスにプラスに作用すると言われとる。ソーシャル・サポートが、ストレスホルモンを生み出す視床下部－下垂体－副腎系を抑制するとのデータもあるぞ。[03] また、うつ病になりやすい遺伝子型を持つ子どもが虐待を受けたとしても、人との安定したつながりがある場合には、発症リスクが下がる。つまり、ソーシャル・サポートという環境要因が、遺伝子の発現にも影響を与えていると推測されるわけじゃな。[■04]

レジリエンスの臨床研究を主導した元イェール大学の**デニス・チャーニー**も、ベトナムで捕虜となった兵士たちが、独房の壁越しにタップ・コードでお互いの士気を支え合ったことを伝えとる。[■05] これも一種のソーシャル・サポートと言えるかもしれん。

チャーニーはそのほかにも、思考の柔軟性（苦難は成長のチャンスなど）、倫理基準や信念（スピリチュアリティや信仰心を含む）などがレジリエンスにプラスとなる特性だと報告しておる」

「なるほど」

私は頷きながら答えた。「レジリエンスは後天的に培うことができ、強化できるというわけですね」

「ふむ、さすがはナツじゃ。いつでも研究に復帰できそうじゃな。ただし……大事なのを1つ忘れておるぞ」

私はゴクリと唾を呑んだ。

「マ、……マインドフルネス？」

「スーパー!!」

ニカッとヨーダが笑った。

「レジリエンス×脳科学」の結論はマインドフルネス!?

ヨーダによれば、レジリエンスの脳科学的メカニズムは、ニューヨークにあるマウントサイナイ医科大学の一連の研究で、かなり詳細に解明されているのだという。[06]

「たとえば、こんなマウス実験があるぞ。まず、マウスたちを攻撃性のあるマウスと一定期間にわたって同じケージに入れて（ただし身体的接触はない）、ストレスで打ちのめされた状態にする。

ただ、同じストレスを受けていても、そのあとで、攻撃的マウスに自ら進んで接触できる個体とそうでない個体がおるんじゃ。前者はレジリエンスのあるマウス、後者は心の復元力がないマウスと考えられる。

では、心が折れにくいマウスの脳内では何が起こっとるのか？　一般に、強いストレスがかかると、報酬を得たときに働く脳部位（腹側被蓋野）のドーパミン系が活性化するんじゃが、よりレジリエンスのあるマウスの脳では、デフォルト・モード・ネットワーク（DMN）の主要部位として言及してきた例の内側前頭前野との連結が強化され、脳内のバランスを取り戻そうとするような機構が働いていたんじゃ。

このとき引き起こされる脳内メカニズムは、マインドフルネスによるストレス低減の仕組みとかなり似通った部分がある。マウントサイナイのデータでは、内側前頭前野と腹側被蓋野との結びつきが、レジリエンスと関連していることがわかるわけじゃが、この内側前頭前野はマインドフルネスが作用する場所だというのはすでに見たとおりじゃ[07]」

「つまり、マインドフルネス瞑想には、レジリエンスを高める効果が期待できるってことですか？」

私の質問にヨーダは答えた。

「うむ。これまで見てきたような、マインドフルネスによるストレス反応のコントロールやストレスホルモンの調整も含めると、その可能性は十分あるぞ」

苦境でも心の安定を保つ――エクアニミティ

「というわけで今日は、とくにレジリエンスを鍛える**エクアニミティ**（Equanimity: 平静）という方法を教えよう」

いつものように座って呼吸に注意を向ける。しばらくすると、〈モーメント〉の将来が気になってくるが、意識を再び呼吸に向け直す。瞑想を10分ほど続けると、ヨーダは私に語りかけた。

「うむ、では……気になっていること、不安に思っていることを、心に思い描いてみるんじゃ。不安を呼び出したら、心の中でこんなセリフをつぶやく。

『（世の中はそういうものだ）』

『（どんなこともありのまま受け入れられますように）』

これを繰り返すだけじゃ。マインドフルネスは扁桃体を鎮静化し、その下に続く視床下部―下垂体―副腎系を鎮める。副交感神経を優位にすることで、ストレスへの抵抗性と心のバランスをつくりだす。そしてもちろん、過剰なDMNの活動も鎮める。それでも、平静が訪れなければ、それでもいいんじゃ。いまはそうであることを受け入れるようにすればいい」

わざわざ不安を呼び出さなくても、私の意識には先ほどから何度も〈モーメント〉の経営のことが浮かんできていた。これを「ありのまま」に受け入れるということのようだ。

「苦難でいかに自分を保つか、これは人生の大きな命題じゃが、肝心なのは、ほとんどの苦難は、将来への不安で水増しされとるということじゃ。目の前にあるトラブルというのは、それ自体では大したことはない。もちろんそうでないケースもあるがな。ただ、たいていの場合、心のレジリエンスを超える負荷というのは、いま、ここにはないところからやってくる。これは裏を返せば、いま、ここに集中することこそが、心の復元力を高めるための最もスマートなやり方だということじゃ。

ナッツはウルトラ・マラソンを知っておるか？　マラソンの何倍もの距離を走る競技じゃ。こういう苛酷な競技に臨むアスリートたちのメンタリティは、レジリエンスの本質に通じるものがあるな。継続性、終わりのない好奇心、失敗に対する恐れのなさ、大胆さ、苦痛に耐える力……さまざまな特性が指摘されとるが[08]、やはり興味深いのは『目前の1歩1歩にフォーカスする力』じゃ。あまりにも長く苦しいその競技に疲れ果ててしまわずに、最後まで走り抜くためには、あえて遠い先を見ないで、いまここにフォーカスする能力が重要になる。マインドフルネスは走りながら休むための最高の方法なんじゃよ」

たしかに〈モーメント〉の先行きは明るくない。競合店がまもなくオープンするいまとなっては、むしろ見通しは「暗い」と言ったほうが正確だろう。

しかし、だからこそ将来のことを不安に思って、それに煩わされるのはバカげているのかもしれない。それではいたずらに脳や心を疲労させるだけだ。このままではいけないことがわかっている以上、何か対策を講じればいい。何もしないうちから、いちいち思い煩う必要などないのだ。

――

翌朝のミーティングで、私はみんなに現状を端的に説明した。

大手カフェチェーンの新規店が近隣にオープン予定であること、それによっておそらく〈モーメント〉の売上は短期的に押し下げられるであろうこと、それが続けばこの店の経営状態はかなり苦しくなるということ。そして最後に、こうつけ加えた。

「何らかの対策が必要なのははっきりしてるわ。でも、まずはいまここの仕事、いまここにいるお客さんのことを考えて。まだ起きていないことの心配に、みんなの貴重なエネルギーを使わないで。これから必要になる本当の変革のために、心の余力を残しておきましょう！」

私の言葉が届いたのか届かなかったのか、はっきりした手応えはなかった。その場で表立って騒ぎ立てるスタッフは誰もいなかったものの、場合によっては、明日から職探しをはじめる人もいるかもしれない。

ミーティングが終わると、ダイアナが話しかけてきた。

「何だか私たち、昔の連帯感が戻ってきた気がする。まだセルゲイがいたころの〈モーメント〉みたいにね。ナツ、あなたのおかげよ」

セルゲイの名前を聞いたのは、これで2回目だった。〈モーメント〉の共同創業者だったという彼と伯父とのあいだには、いったい何があったのだろうか。

「ダイアナ、悪いんだけど、今日、終業後に少し時間をもらえない？　昔のことをちょっと聞かせてほしいの」

Lecture 9

脳から身体を治す

副交感神経トレーニング

「競争」が最も脳を疲労させる

「ふむ、なるほどな。では、すべては伯父さんとセルゲイとの仲違いからはじまったと。ナッツはそう見ているわけじゃな」

「そうなんです」

私はダイアナから聞いた事の顚末をヨーダに伝えたところだった。〈モーメント〉創業時から働いているスタッフは、伯父を除けばダイアナだけで、彼女は本当にいろんなことを知っていた。

若き日の伯父は、アメリカであれこれとビジネスに手を出しては、そのことごとくが失敗に終わるという不遇の日々を送っていたらしい。しかし、〈モーメント〉だけは違った。

その立役者が、〈モーメント〉の前身となる店でもキッチン長を務めていたセルゲイだった。優れた決断力・行動力を持った伯父と、シェフ上がりの職人肌で几帳面な性格のセルゲイ、2人のコンビネーションは抜群だった。ユダヤ人のオーナーからこの店を買い受けて以来、伯父とセルゲイは順調に業績を伸ばしていたのだという。

「あのころは、あなたの伯父さんも別人だったわ。店だって大忙しでね。みんな生き生きしてた。セルゲイがいてくれたころはね」

ダイアナは遠くを見るような目で当時を振り返っていた。


創業から5年が経ったあたりから、ボタンの掛け違いがはじまったという。決して経営が苦しかったわけではない。しかし、〈モーメント〉をさらに拡大したいと考えていた伯父の希望に反して、売上と利益は頭打ちになった。どんな施策を講じても、一時的に数字が伸びることはあれ、安定した右肩上がりになることはなかった。

「このままでは競合店に勝てない。もっと競争力を高めねば……」

そんな考えにとらわれた伯父は、ベーグルの値下げと材料コストの切り詰めに踏み切ろうとした。

そのとき、伯父の決断に異を唱えたのがセルゲイだった。これまで二人三脚でこの店を支えてきた「右腕」に正面から反対されたことが、伯父をますます頑《かたく》なにした。競合店に勝つことにこだわる経営者と、ベーグルの品質に妥協を許さない元シェフ、2人の対立は日に日に深まっていった。

そして、ついに値下げと合理化を断行した伯父は、そのタイミングでセルゲイを解雇した。もとより、職人としてのプライドがあったセルゲイは、自ら店を去るつもりだったらしい。

これが1年前に起きたことだった。伯父が下した判断が妥当なものだったのかどうか、経営の素人である私にはわからない。

ただ、結果として、〈モーメント〉の業績は急速に落ち込んでいった。価格を下げたにもかかわらず、客足は伸びず、ベーグルの味が落ちたせいでそれまでの常連客も離れていった。セルゲイを慕っていたスタッフたちは、彼を追い出した伯父を内心で責め、店の空気はますますギスギスしていった。

そんな最中に、「オーナーの姪」なる日本人の小娘が突然やってきて、「店を立て直す」などとわけのわからないことを騒ぎ立てたわけだ。

「〈モーメント〉が疲弊しきった最悪のタイミングでやってきた改革者、それがナツだったというわけじゃな、ふぉふぉふぉ」

私のストーリーを黙って聞いていたヨーダは、愉快そうに言った。相変わらず痛いところを突いてくる。「しかし、いちばんつらいのはヨシロウさんかもしれんな。ようやくうまくいきかけていた店を、自分の判断ミスでダメにし、さらには、大切なパートナーを追い出してしまった。そんなふうに考えとるんじゃないかのぅ。

人間は競争する生き物じゃ。どこかで自分が優位に立ちたいとつねに思っておる。ヨシロウさんは負けたくなかったんじゃろうな。競合店にも、そしてセルゲイにも。しかし、競争に負けたくないという気持ちほど、我々の脳を疲弊させるものはない。伯父さんはうつに近い状態なのかもしれんな」

ヨーダのひと言に私はハッとなった。言われてみればそのとおりだ。伯父がどれだけ失望に苛《さいな》まれているかを想像すれば、あの無気力さにも多少は納得がいく。脳の休息、つまりマインドフルネスを誰よりも必要としているのは、伯父なのだろう。

なぜ「疎遠になった人」へ連絡するといいのか?

「レジリエンスの話をしたときにもソーシャル・サポートの重要性には触れたが、幸福度の調査などでも、やはり他人とのつながりという因子は注目されておる。ハーバード大学は、同大学の学生を含む724人を1938年から75年間にわたって追跡調査したんじゃが、そこから最近、ポジティブ心理学の金字塔のような報告があったんじゃ■[01]。

　それによれば、幸福度を高めた因子は、健康の度合いなどよりはむしろ、人との良好で安定したつながりだったそうじゃ。記憶機能や寿命にもプラスに作用したことがわかっとる。ここから、研究者たちはこれまで疎遠になっていた人に連絡を取ることにも、プラス影響が見込めるとしておる……ナツが言うとおり、伯父さんにいま必要なのは、セルゲイとのつながりを取り戻すことなのかもしれんな」

　私はヨーダの話を聞いているうちに、無性に腹が立ってきた。

「(なんて情けないの！　アメリカにまで来て、あれじゃ負け犬じゃない……)」

　私は伯父のようになるのがとにかく怖かった。私は誰にも負けたくなかった。脳裏に私を嘲笑するブラッドの顔が浮かび、敗北の悔しさがこみ上げてくる。

　そこで私は昨日のことをハッと思い出した。

「先生！　それはさておき、これまでどうして教えてくれなかったんですか？」

「教える？　何のことじゃ？」

詰め寄る私にも動じず、ヨーダはすまし顔でモジャモジャ頭を触っている。

「とぼけても無駄です。ブラッドのことですよ。昨日、お店に来たときの様子でわかりました。以前からブラッドとかなり親しいみたいじゃないですか。どうして私にこれまで隠してたんですか？」

私は一気にまくし立てた。が、ヨーダはみじんも焦った様子を見せない。

「ふぉふぉふぉ、まあ、ちょっとしたつき合いがあってのぅ。別に隠すつもりもなかったんじゃが……」

「だったら、何で私がブラッドに笑い者にされてるって知っていながら、平気でいられるんですか？　結局、先生はブラッドの味方ってこと？」

瞑想が「痛み」に効く脳科学的プロセス

そこまで言ったところで、突然の痛みがみぞおちあたりに走った。「いててて……」

じつは数日前から胃の痛みがある。明らかにストレス性のものだ。私の様子を見て取ったヨーダは言った。

「ブラッドのことはまたそのうち話そう。それにしてもナツ、胃の痛みがあるようじゃな。今日は身体の感覚にフォーカスする方法を教えるとするかの。……と、その前にいくつか研究を紹介しておくぞ」

ヨーダはおもむろにタブレットを取り出し、論文のピックアップをはじめる。

「いまさら言うまでもないことかもしれんが、マインドフルネスは身体にも効く。脳の状態を変化させることで、間接的に身体の問題を解決していくわけじゃからな。

たとえば、マインドフルネスの立役者ジョン・カバット＝ジンは、慢性の痛み、乾《かん》癬《せん》（皮膚疾患）、ホットフラッシュ（ほてり・のぼせを伴う更年期の症状）、線維筋痛症（痛みや疲れを伴う疾患）など、さまざまな身体の問題に、マインドフルネス・ストレス低減法（ＭＢＳＲ）が有効だと主張してきた。しかも１９７０年代からな。たとえば、紫外線を用いた乾癬の治療にマインドフルネスを組み合わせたところ、症状の改善スピードが約３倍になったというんじゃ。[02]

すでに見たとおり、心と身体をつなぐ**自律神経**にも、マインドフルネスはポジティブな作用をもたらす。５日間の瞑想トレーニングをやったところ、副交感神経の活動が増した、つまり、身体を落ち着いた状態に保つ効果が見られたというデータもある。

ここでは、認知や感情、そして自律神経系の調整などを担う脳の前帯状皮質が、一役買っておるようじゃ■03」

脳の状態は、自律神経やホルモンを介して身体に反映される。心と身体はつながっているというわけだ。そうである以上、私の胃の痛みにもマインドフルネスが有効だとヨーダは言いたいのだろう。

「というわけで、マインドフルネスは痛みにも有効なわけじゃが……では、なぜ瞑想で痛みが改善するのか？　まず一般に、マインドフルネスをやると、痛みのコントロールに関わる前帯状皮質や島の活動が増し、身体の感覚を司る感覚野の活動が低下する。これが瞑想が痛みに効く短期的なメカニズムとして考えられるわけじゃな。ただ、面白いことに、経験を積んだ瞑想者では、前頭葉の活動は減り、島や感覚野の活動はむしろ増すということもわかっておるんじゃ。

ここから言えそうなことは、マインドフルネスを継続的に行っている人の脳は、痛みを前頭葉で意識的にコントロールするよりも、痛みそのものを受け入れながら対処しているという可能性じゃな。不安の対処のときにも、前頭葉が扁桃体をトップダウンで抑えつけるのではなく、両者がうまくバランスを取るような関係が生まれるという話▼126ページをしたが、痛みについても同じような状態が実現されるというわけじゃ。いやはや、つくづく脳は変わるものじゃな■04」

身体をリフレッシュする「ボディスキャン」のやり方

最後にヨーダは、痛みに有効だとされるマインドフルネス瞑想、**ボディスキャン**▼32ページのやり方を教えてくれた。

大まかにまとめると、次のような手順になる。

① 横になり（椅子に座ってもＯＫ）、目を閉じて、身体がベッド・床・椅子に触れている感覚や重力の感覚に意識を向ける。また、呼吸に伴ってお腹が上下する感覚に注意を向ける

② 注意を左足のつま先へと下げていき、足が靴や靴下に触れる感じ、隣の指と触れる感じなど、つま先のさまざまな感覚に注意を向ける

③ つま先から「スキャン」する。息を吸うときは、呼吸が鼻から入り、身体の中

を通って左のつま先に吹き込まれるイメージ。息を吐くときは、左のつま先にある空気が、身体の中を通って鼻から出て行くイメージで

ヨーダによれば、このプロセスを身体の各部についても、同じようにやっていくのがいいらしい。

「以前に教わったブリージング・スペースの全身版といったところですね」

ヨーダはくしゃくしゃスマイルで頷いた。

「いかにも。身体の各部分に穏やかな好奇心を向けて、そこの感覚に気づくことじゃ。ではナツ、痛みのある胃へも注意を向けてごらん」

私は言われたとおり、自分の胃の痛みにきめ細やかな注意を向けた。

「どんなことに気づく？　たとえば、痛みはいつも一定かな？」

ヨーダが言うとおり、胃の痛む感覚にはゆらぎがあり、いつも同じではないことに気づく。「ここで倒れるわけにはいかない」という気持ちがあったせいか、この痛みをなるべく直視しないようにしていたのだろう。

その後もしばらくボディスキャンは続いたが、私はその効果に驚きを隠せなかった。

胃の痛みもたしかに和らいでいたし、何よりも身体全体がスパにでも行ってきたようにリフレッシュされた感覚がある。「マインドフルネスは最高の休息法」というヨーダの言葉が、にわかに現実味を帯びて感じられてきた。

「ボディスキャンは痛みだけでなく、こりやだるさのような疲労感にも効果が見込めるぞ。疲労を感じる部分、たとえば首が重いのであれば、そこに注意を向ける。スキャンをしている最中に、どんなふうに感覚が変わっているか、その変化も見逃さんようにすることも大切じゃ」

「なるほど、認知療法的な効果ということですね」

私は日本にいるころから慢性的な肩こりに悩まされている。ここには「この肩こりは永遠に続くものだ」という認知の歪みが入り込んでいる可能性はありそうだ。それを正していくうえでも、ボディスキャンは効果を期待できるということだろう。

——

「伯父さん、1年前のことは聞いたわ。セルゲイとのこと」

週初めの早朝、私は伯父と差し向かいで話をしていた。

「もう過ぎたことだ。この店にもうあいつはいない。それに、あいつがいなくても、このとおり店は回っているんだ。夏帆が来てから店がよくなったことは否定しない。だが、昔のことにまで首を突っ込まないでくれ！」

伯父はあからさまに迷惑そうな顔をしている。だが、いつも無表情な伯父にしては、反応が珍しく感情的なのを私は見逃さなかった。

「『店が回っている』ですって？　でも、例の競合店がオープンしたら、そんなことは言っていられなくなるわ。伯父さんだってわかってるんでしょ？　いまの〈モーメント〉にはやっぱりセルゲイの力が必要だってこと」

「うるさい！　こんな店、どうなろうと知ったことか!!」

普段の無気力な伯父からは考えられないような怒鳴り声を浴びせられて、私は思わず身をすくめた。しかし、突然の怒声に誰よりも驚いていたのは伯父自身のようだった。無精髭に囲まれた口元が震えている。気を取り直した私は静かに言った。

「私は〈モーメント〉を本気で立て直したいと思ってるのよ。伯父さんみたいに負けてばかりの人生なんてまっぴら。伯父さんだって、せっかく手に入れたチャンスだったんでしょう？　なのに、どうして棒に振っちゃうようなことをするの？　どうしてセルゲイに『もう一度頑張ろう』って言えないのよ？」

しばしの沈黙があった。

厨房にある冷蔵庫のファンの音だけが聞こえる。

「おれだって、わかっているさ、半分以上はおれのつまらない意地が原因だってことくらいはな。それにな……」

静かに涙を流しながらも、伯父は少し躊躇《ためら》っているようだった。

「それに……セルゲイはあいつと、つまり……夏帆の父さんと同い年なんだよ。几帳面でしっかり者のセルゲイは、本当にあいつそっくりだ。実家の禅寺を継ぐのがいやでアメリカに飛び出してきたおれと、昔から真面目で立派に住職を務めてきた弟。おれはいつも、お前の父さんに負い目を感じてきた。だからこそ、セルゲイに反論されたとき、『兄としてどうしても負けたくない』という気持ちから逃れられなかった。情けないよ、まったく……」

椅子にへたり込んでうつむく伯父を前に、私はただ立ち尽くしていた。かけるべき言葉が浮かんでこない。しかし、伯父の気持ちは痛いほどわかった。結局、伯父も私も同じ課題を抱えていたのだ。

ガチャリ、と音がしてバックヤードのドアが開いた。そこにはダイアナ、そしてセルゲイが立っている。

あのときの伯父の驚きの表情は忘れられない。

「すまなかった、ヨシ」

セルゲイはそれだけを言った。ドアの向こうで私と伯父の会話を聞いていたようだ。もちろん日本語でのやりとりだったから、セルゲイには内容を知る由もない。しかし、伯父の表情を見た瞬間にすべてを悟ったようだった。

セルゲイの謝罪を聞いた伯父は、涙で顔をぐしゃぐしゃにしていた。ドアのところまで歩いていき、彼を抱きしめる。

「悪かったのはおれのほうだ。おれがバカだった。本当にすまない、セルゲイ……もう一度、力を貸してくれ……頼む！」

大人の男2人が抱き合って大泣きしている。どうしたものかと戸惑った私が視線を上げると、ダイアナも少し困ったような顔をしてからにっこり微笑んだ。

——

ダイアナの尽力がなければ、この和解は実現していなかっただろう。じつはヨーダのレクチャーがあった翌日、私はダイアナと連絡を取り、彼女と連れ立ってセルゲイの家を訪ねていた。幸運にも自宅に居合わせたセルゲイに〈モーメント〉の危機的状況を説明した私は、再び力を貸してほしいと伝えた。

当然のことながら、私の要請はにべもなく断られた。

だが、ダイアナの粘り強い説得もあって、「ヨシロウには会わない」という条件つきで、セルゲイが店の様子を見に来てくれることになっていたのだ。そこにさまざまな偶然が重なって、今回の決着を見ることができた。

週末に発表された「競合店オープン」のバッドニュースもあって、出勤してくるスタッフたちの表情はどこか暗く、これまで以上に覇気がなかった。

しかし、バックヤードでの全員ミーティングの最中に、突然セルゲイがサプライズで姿を現すと、そのムードは一気に消し飛んだ。

普段はクールで一歩引いたところにいるクリスさえも涙ぐんでいる。ダイアナが言うには、〈モーメント〉のスタッフの中で誰よりもセルゲイを尊敬していたのが、同じ職人気質を持つクリスだったのだそうだ。

「クリス、またあのベーグルをつくろう！」

セルゲイが語りかけると、クリスは力強く頷いていた。

セルゲイが復帰したその日から〈モーメント〉には活気が戻ってきた。

私が知っている、あのどんよりと疲れきったベーグル店はどこに行ったのだろう。

これから起こる危機に振り回されず、いま目の前の再会を喜ぶスタッフの姿は、まさに「瞬間（モーメント）」という店の名にふさわしく、どこまでもマインドフルだった。

Lecture 10

脳には脳の休め方がある

人と組織に必要な「やさしさ」

リラックスだけでは「脳の休息」にはならない理由

「ふぉふぉふぉ、ナツにはもう言うことなしじゃ、スーパー!!」

週末にイェールの研究室を訪ねると、またヨーダの褒め殺しがはじまる。思えばヨーダに何か否定的なことを言われた記憶がない。幼いころからいつも厳しく叱られて育った私は、誰かに褒められることにあまり慣れていなかった。ヨーダに「スーパー!!」と言われても、どんな顔をすればいいのか、何と返事をすればいいのか、いまだによくわからない。

「すごくうれしいことがあったんです……。じつは、セルゲイが戻ってきた翌日から、朝の瞑想になんとクリスが来てくれるようになりました。セルゲイが誘ってくれたみたいで、さすがのクリスも断れなかったみたいですね。そして、昨日はとうとう伯父も顔を出してくれたんです。『オーナーとして一応、経験しておこうと思って……』なんて言い訳はしていましたが（笑）。

やっぱりセルゲイの復帰で、あの店のすべてが変わりましたよ。何より、ベーグルサンドがほんとにおいしくなったんです。先生もぜひ食べに来てください」

ヨーダはうんうんとうれしそうに頷きながらも、ちょっと気がかりがありそうな表情だった。

「ところでナツ……ブラッドの様子はどうかな？」

そう、彼のことを忘れていた。

「あ、じつはブラッドは研究が佳境を迎えているらしく、先週1週間は休暇だったんですよ。だからまだセルゲイとも会っていなくて……。でも、あのひねくれ者でも、きっといまの〈モーメント〉を見せつけられたら、もう文句は言わないと思いますよ」

ふむ、そうか、とだけ返事をしたヨーダに向き直った私は、少し改まった口調で言った。

「先生、やっぱりマインドフルネスの力は偉大でした。あの店には本当の意味での休息が必要だったんだと思います。だからこそ、『最高の休息法』であるマインドフルネスで、ここまで生まれ変わることができた。本当に大変なのはまだこれからですけど……先生には本当に感謝しています。ありがとうございます、グローブ教授」

「ふぉふぉふぉ、ま、礼には及ばんよ。ふぉふぉ……」

褒められるのが苦手なのは私だけではなかったようだ。ヨーダも顔を赤らめながら身をくねらせてニヤニヤとしている。しばらくモジャモジャ頭をかきむしっていたが、気を取り直すと、いつもの講義口調に戻った。

「ジュディ・ブラウンという作家が書いた『火』という詩を知っておるかな？　どれ、ちょっと読んでみよう」

Fire

What makes a fire burn
is space between the logs,
a breathing space.

Too much of a good thing,
too many logs
packed in too tight
can douse the flames

火

火が燃えるとき
薪木のあいだには空間がある
呼吸する空間がある

すてきなことも
火を焚く木々も
あまりにぎっしり詰めたなら
炎は消えてしまうだろう

almost as surely
as a pail of water would.

ちょうどバケツで
水をかけたみたいに

「組織であろうと個人であろうと、それが成長していくためには努力や頑張りだけではダメなんじゃ。薪木を燃やし続けるためには、薪木のあいだの『空間』が欠かせん。それこそが休息なんじゃとわしは考えとる。そして、ビジネスにはビジネスの方法論があるのと同じように、休息には休息の方法論がある。

これまでのアメリカ人は、そしておそらく日本人も、ビジネスの方法を追求するばかりで、休息についてはあまりにいい加減にしか向き合ってこんかった。リゾート地に行って羽を伸ばしたり、一日中ダラダラと寝転んで過ごすことが休息だと勘違いしとったんじゃ。

だが、それではいかんのじゃよ。つねに競争にさらされている現代人は、ちょっとしたきっかけで以前の〈モーメント〉のような状態に陥りかねん。誰もが脳に疲れを溜め込み、炎を燃やせなくなっておる。

リーマン・ショック以降、ビジネスの世界では短期的な利益志向よりも、持続的な収益性が求められるようになっておるじゃろう？　休息についても、その場しのぎのリラックスなどではなく、より根本的・長期的な解決が求められておる。その最前線こそが、脳科学の成果と結びついたマインドフルネスなんじゃよ。マインドフルネスはただのリラクゼーションではないんじゃ。

こう考えると、世界のエリートたちがこぞって瞑想をしとるのも頷けるじゃろう。彼らは本当に効果のあるものにしか手を出さんからな。マインドフルネスは知る人ぞ知る『最高の休息法』なんじゃ」


私が脳科学を志したのは、「科学で人の心を癒したい」という思いがあったからだ。このときいつも私が考えていたのは、禅寺で住職をする父のことだった。

「（坐禅？　仏教？　瞑想？　そんなものでは、人を救えるはずがない！）」——非科学的なものに対するそんな反発心があったからこそ、私は「人の心を癒す科学の最前線」を求め、このニューヘイブンまでやってきた。

しかし、「先端脳科学vs仏教的なもの」という対立構図には無理があるのかもしれなかった。両者はマインドフルネスにおいて見事に融合しつつあるからだ。図らずも私は、自分が最も強く求めていたものにたどり着いていたのかもしれなかった。

幸福の48%は遺伝。だから「感謝」が重要

「わしから教えることはもうほとんどないんじゃが……いつか教えたメッタ▼30ページでも一緒にやるとするか。せっかくじゃから、今日は『感謝』の気持ちを培うメッタはどうかの？」

　私たちは椅子に座り、瞑想をはじめた。10個の感謝を心の中で思い浮かべる。私は〈モーメント〉のみんなのことを考えていた。もちろん、ブラッドのことも……。彼の性格は好きにはなれなかったが、店のスタッフとしての彼は有能そのものだった。彼の状況判断はいつも的確で、接客もそつがなかった。

「ナツ、人間の幸せの48%は遺伝子で規定されるという話を聞いたことがあるか？ポジティブ心理学の調査ではそんな結果が出たそうじゃ。[01] ふぉふぉふぉ、なかなかショッキングな数字なのは否定できんな。これをどう受けとめるかはその人次第じゃが、大事なのは残り52%のほうじゃという考え方もできる」

　静かに目を開けたヨーダが言う。

「なるほど、でも結局、どれくらいお金持ちになれるかとか、どれだけ偉くなれるかが肝心だという結論になるんじゃないですか？」

私はすかさず尋ねた。

「それが意外にも、財産や社会的地位の影響はわずか10％らしいんじゃよ。では、残りの42％は何なのかといえば、それが個々人の行動や気持ちということになる。自分でどうにかなる残り42％、すなわち、どう生きるかにフォーカスしたほうがよっぽどいいと言えるのかもしれん。

ま、幸福は人それぞれじゃから、1つの考え方でしかないがな。そして、幸福度を高める生き方の因子として、繰り返し登場するのが感謝なんじゃよ。他人や社会に対して感謝する気持ちを持っている人のほうが、幸福度が高いという結果が出ておる。脳科学の分野でもそのことはデータで示されとるぞ。感謝の気持ちは、怒り、恐怖、嫉妬など、さまざまなネガティブな感情をとかすんじゃ」

いつもより早めにレクチャーが終わり、私はヨーダの研究室をあとにした。夕暮れ時のイェールのキャンパスには人がまばらだ。

ふと視線を先に向けると、ベンチに見覚えのある姿が見えた。今週いっぱい、研究が大詰めということで休暇をとっているブラッドだ。目をつむったまま、頭を抱えてうつむいている。

「ブラッド、調子はどう？」

私はそっと話しかけた。ブラッドはゆっくりとまぶたを開くと、ジロリとこちらに目をやった。どうやらかなり疲れているようだ。心なしか顔色も悪く、精神的に追い込まれているようにも見える。

「論文は順調？　ちょっと疲れてるみたいね」

ふうっとため息をついてから、ブラッドはぶっきらぼうに答えた。

「ああ、疲れてるさ。ベーグル屋だけやってればいい誰かさんとは違って、本当に忙しいんでな」

相変わらずの毒舌だ。以前の私だったらここで頭に血がのぼっていたことだろう。しかし、先ほどのメッタの効果もあってなのか、私の心はまったく動じなかった。ヨーダが言っていた「前頭葉と扁桃体のバランス関係」が生まれているのだろうか。

「たしかにあなたに比べたら、私なんて暇人だわ。ところで、こないだグローブ教授がお店に来たでしょ？　あのとき思ったんだけど、ブラッドと先生って、以前から知り合いだったのね。あなたには珍しく、ずいぶんとペコペコした様子だったけど？」

「ふん、グローブ教授は別格だ。そっちこそ、毎週のようにせっせと先生の研究室に通っているようだが、あの人がどれだけすごい人なのか、どうせあんたは何もわかっちゃいないんだろうな」

　決めつけるような物言いに私は反論した。

「もちろん日本にいたころから彼のことは知っていたわ。イェールで最先端の脳科学研究を推し進める奇才。あの人の論文は相当読んできたわ。……もちろん、あんなヨーダみたいなルックスだとは知らなかったけどね」

「いまでこそ好々爺然《こうこうやぜん》としているが、かつては近寄りがたいほどの切れ者だった。しかも人望も厚かった。どんな若手研究者の相談にも乗り、一時は300人の研究者を束ねるポジションにいたんだ……」

　ブラッドは何かを言いかけたが、気が変わったらしくいつもの冷たい表情に戻った。

「つまり、あんたにはグローブ教授の指導を受ける資格はないってことだよ。ベーグル屋手伝いのエセ研究員にあの人の貴重な時間が奪われていると思うと、まったく我慢がならないな」

　それでも私はブラッドの挑発には乗らなかった。何より、彼が言っていることがそれほど間違っているとも思えなかったからだ。

「もう、相変わらず手厳しいんだから……。それはそうと、あなたがいないと、フロアがけっこう忙しくて大変なのよ。ブラッド、いつも本当にありがとう。来週にはついに例の競合店がオープンするから、また力を貸してよね。でも、まずは研究がうまくいきますように……。幸運を祈ってるわ！」

ブラッドは私の言葉には何も言わずに立ち上がり、研究棟のほうに向かって歩きだした。どこか戸惑ったような、バツの悪そうな表情を浮かべている。

だが、私の感謝は皮肉でも何でもなく、心から出たものだった。先ほどまでヨーダの研究室でやっていたメッタで、私はまさにその感謝を心に思い浮かべていた。それがふと、口をついて出たのだ。

足早に去っていくブラッドの後ろ姿を見つめながら、私はもう一度、「ありがとう」とつぶやいた。

ニューロマーケティングと「人にやさしいベーグル」

週初めの朝ミーティングで、私は全スタッフを前にしていた。今日は休暇から戻ったブラッドの姿もある。

「みなさん、おはようございます。今週末にはついに競合店が新規オープンします。ですが、まずは目の前のお客さんを大切に。では各自、5分だけ瞑想をしましょう」

スタッフたちは思い思いの椅子に座って、呼吸に注意を向ける。ブラッドは何も言わずに座っているが、どうやら瞑想に参加する気はないようだ。

スタッフが瞑想を終えたのを確認すると、私は1枚の紙を取り出した。そこにはこう書かれている。

「人にやさしいベーグル」

みんなきょとんとしている。私は再びみんなのほうを向いて話しはじめた。

「ずっと考えていました、〈モーメント〉が目指す方向のこと。こんなときに何を言い出すんだって思われるかもしれませんが、こんなときだからこそ、みんなで『1つの理念』を共有していることが大事だと思うんです。

正直言って、この店に初めて来たとき、なんてひどい店だろうって思いました。それがいまはこうして、また元の姿を取り戻しつつある。いったい何が間違っていたのか、何が失われていたのか。毎朝、ここの瞑想スペースでマインドフルネスを続けているうちに、私、だんだんわかってきたんです。結局、この店に足りていなかったのは『やさしさ』だったんじゃないか、って。

他人に対するやさしさだけじゃありません。自分に対してやさしくなる方法すら、みんな忘れてしまっていた。だからこそ、この店は『やさしさ』を伝える場所になれるんじゃないかと思うんです。……私、変なことを言っているかもしれないですけど、みなさんにも『人にやさしいベーグル』について考えていただきたくて……」

バックヤードは静まり返っていた。最初に沈黙を破ったのはカルロスだった。

「面白そうだね！　この際、『人にやさしいベーグル』のコンセプトで新メニューを考えてみたらいいんじゃないかな？」

そのひと言が職人肌のクリスとセルゲイにも火をつけたようだった。2人からは次々と新ベーグルについてのアイデアが出てくる。ふと見ると、伯父、ダイアナ、トモミの目も輝いている。みなそれぞれ、「やさしさ」という言葉を、自分の心の中にある何かと重ね合わせているようだった。そうこうするうちに、わずか15分ほどでその商品の基本設計が固まっていった。

「みなさん、本当にありがとう。競合店オープンまでにメニュー化して、少しでもリピーターを増やしましょう」

私は涙ぐみながらみんなに言った。スタッフからは拍手が上がり、バックヤードはあたたかい雰囲気に包まれた。「人にやさしいベーグル」というこの突拍子もないアイデアが、ここまで受け入れられるとは私も思っていなかった。この「最高の休息法」のおかげで変化しているのは私だけではなかったのだ。スタッフたちもマインドフルネスを通じて成長しているからこそ、いまこうして私の**ビジョン**を共有してくれている。

「あんた、本当にそれだけでどうにかなると思っているのか？」

まとまりかけたその場に冷や水を浴びせたのは、やはりブラッドだった。この期に及んで、まだ私に当てこすりを言おうというのか。さすがに、私の中にもふつふつと怒りの感情が湧いてくる。

「そのアイデアを否定するつもりはない。ただ、新メニューを出したぐらいじゃ、目玉企画としては弱いんじゃないかってことだよ」

ブラッドはすぐにつけ加える。私は悔しさを感じながらも、彼の指摘には一理あると認めざるを得なかった。街のベーグル店が、メニューを1つ増やしたくらいで、あの大手カフェチェーンに敵うとは思えない。

「……だから、たとえば、おれの研究を使うってのは……どうかと思って……」

「(えっ?)」

私は耳を疑った。「人にやさしいベーグル」を発展させるために、彼がアイデアを出そうとしてくれている? にわかには信じがたいことだった。

ブラッドは、脳の活動を商品のマーケティングに役立てる、いわゆる**ニューロマーケティング**の研究者だ。

MITメディアラボ(マサチューセッツ工科大学の研究拠点の1つ。先端デジタル技術などを研究している)などでは、心拍数やスキンコンダクタンス(発汗による皮膚の電気伝導性の変化)といった数値を測定するバイオセンサーが開発されている。こうしたセンサー技術があれば、人のストレスなどを記録することも可能だ。

さらにブラッドは、スマートフォンの普及に注目した。バイオセンサーとして機能する特殊なフィルムを、スマホのグリップ部分に貼っておき、リアルタイムでユーザーの身体情報を収集する。

インターネットを経由して集められた情報は、位置情報とともに瞬時に解析され、そのエリアにいる人々が全体としてどんな気分なのかを明らかにする。これが広く普及すれば、まるでお天気レーダーの映像のように、人々の感情をエリアごとに俯瞰することができるというわけだ。


ブラッドのアイデアはこうだった。店内にカメラとバイオセンサーを搭載したマシンを開放しておく。カメラはお客さんの顔の表情を認識し、バイオセンサーは心拍数やスキンコンダクタンスといった数値を測定する。これらの情報が、過去の膨大なデータと照合・解析されることで、そのお客さんのいまの気分が測定されるというわけだ。

さらに、「人にやさしいベーグル」セットを注文したお客さんには、それぞれの解析結果に応じた特別サイドメニューを提供する。悲しい気分の人にはやさしい味のスープを、気分が高まりすぎている人には心が落ち着くハーブティーを、という具合である。さらに、セットを食べ終えた人たちの気分を再びバイオセンサーで測定し、それらのデータを商品改善のためのフィードバックとして活用する。これによって、このメニューはますます「人にやさしく」成長していくというわけだ。

ニューロマーケティングに通じたブラッドならではのアイデアだった。

「でも、ブラッド、あなたの研究は特許を申請しているんでしょ？　それをこの店で使わせてくれるってこと？」

「ああ。ただ、うまくいく保証なんてないぜ」

目をそらしながら、ぶっきらぼうにブラッドが答える。彼が急に協力的な態度になったことに、スタッフみんなが驚いていた。

「みなさん、ブラッドのアイデアを採用しましょう！　先端脳科学のテクノロジーも使いながら、『人にやさしいベーグル』でお客さんたちの心に寄り添う。きっとすばらしい結果になるはずよ！」

—

閉店後、帰ろうとするブラッドに駐車場のところで追いついた。

「ブラッド、本当にありがとう。アイデアのこと」

私は深々と頭を下げた。「でも……どうして手を貸してくれる気になったの?」

「『どうして』って……それはこっちのセリフだよ。どうして、おれに何を言われても怒らなくなったんだ? しかも、こないだもいまも『ありがとう』なんて言って、そうやって頭を下げている。おれにはまったく理解できないよ。グローブ教授といい、あんたといい……」

あまりにも意外な言葉だった。先日、キャンパスで会ったときに言った「ありがとう」のひと言で、ここまでブラッドの態度が変わるとは……。

「おれがなぜこんなベーグル店で働いていると思う?」

そう言われればそのとおりだった。ブラッドはハイスクールを出たあとから、ずっとイェール大学で学んできたと聞いたことがある。名門で知られるイェールだが、授業料は高額で、どちらかというと裕福な出自の人が多い。おそらくブラッドの家もそれなりのお金持ちなのだろうと思っていたが……そんな学生がなぜ〈モーメント〉でアルバイトをしているのか、私には想像がつかなかった。

「うちの親父はね、グローブ教授の部下だったんだ。イェールの精神神経学科で、磁気治療の研究をしていて、学界では注目を浴びるような業績もあげていた。親父はグローブ教授とともに、これまで治るとは考えられていなかった疾患にも果敢に挑んだ。知ってのとおり、研究と臨床応用とのあいだには長い道のりがあるからな。本当の根気強さが求められるってわけだ。

そんなときに親父の研究不正が明るみに出た。ちょうど、グローブ教授が医学部のチェアマン候補者に選ばれて、これから選挙がはじまるってタイミングにな。調査委員会が明らかにしたところでは、親父はいくつかの研究データを改ざんしていたらしい。親父は学界を追い出され、イェールのポストも失った。親父のせいでグローブ教授のチェアマン話もパアだ。

だがな、本当に情けなかったのは、親父がまったく反省しなかったことだよ。おれだって研究者の端くれだから、あの不正が研究チームぐるみのものではなく、親父の単独行動によるものだったことくらいはわかる。それにもかかわらず、親父は最後の最後まで罪をグローブ教授になすりつけようとしていた」

「そうだったの……。そんなことが……」

日本にいたころ、たしかにイェールで起きた研究不正の報道は目にしていた。しかし、まさかその当事者がブラッドの父だったとは、思いもよらなかった。

「それでも、グローブ教授は何も親父に反論しなかった。それどころか、うちの家族に経済援助を続けてくれているんだ。チェアマンの道も閉ざされて、あんな地下研究室に追いやられたにもかかわらずな。

話に聞いたところだと、先生もずいぶん自分を責めたらしい。自分の進め方がまずかったせいで、おれの親父がデータ捏造に手を染めざるを得なくなっていたんじゃないかってな。

そのころからだよ。グローブ教授がマインドフルネスの研究にのめり込むようになったのは……」

だからブラッドはヨーダに頭が上がらないというわけか。いつになくブラッドは饒舌だった。

「こないだあんたに『ありがとう』って言われたとき、グローブ教授とあんたが重なって見えた。そこに今日の『人にやさしいベーグル』と来たもんだ。気がついたら、あんたを助けなきゃって思ってる自分に気づいたわけだ」

「最高の休息法」は組織・社会をも癒す

「ナッツ、しばらくぶりじゃな、ふぉふぉふぉ」

ヨーダの研究室に来るのは1カ月ぶりだった。それまで数カ月間、毎週ここに通っていたことを思えば、たしかにヨーダの顔も懐かしく思えてくるから不思議だ。ニューヘイブンの隠者は相変わらずだった。トレードマークのモジャモジャ頭としわくちゃの白衣も健在だ。

「お久しぶりです、先生」

ヨーダは心底うれしそうな表情を浮かべている。

「何も言わんでも、その顔を見ればわかるぞ。〈モーメント〉はうまくいっとるようじゃな」

そのとおりだった。スタッフたちの団結、お客さんへのおもてなし、集中力、発想力……そうしたすべてがマインドフルネスを中核としながら生み出され、新生〈モーメント〉を形づくっていた。競合店オープンにもかかわらず、この1カ月間、店の売上は過去最高記録を更新し続けていた。

その立役者はなんといってもやはり、同タイミングに発表した「人にやさしいベーグル」だ。

この新メニューは、先端脳科学と融合した次世代フードサービスとして、一部の人たちのあいだですぐさま話題になった。ＳＮＳなどを経由して情報が一気に拡散され、いくつかのウェブメディアでニュース記事として取り上げられると、〈モーメント〉は「人にやさしいベーグル」を求めるお客さんでごった返すようになった。来週にはテレビ番組の取材も来ることになっている。

ただ新しい技術を用いているだけでなく、人の心を癒すという理念に裏打ちされた取り組みである点が、より大きな話題を呼ぶきっかけとなったようだ。あるニュースメディアでは「なぜ街の小さなベーグル店が『最も理想的な休息』を提供しているのか？」といったヘッドラインで取り上げられたりもした。

「それだけじゃないんですよ。今度から店内スペースを使って、マインドフルネスセミナーもはじめることにしたんです。その名も『マインドフル・モーメント』。あ、これは私の発案じゃないですよ。言い出しっぺは、トモミなんです。あの引っ込み思案でおとなしい性格の彼女が、自分からそんなアイデアを出してくれるなんて、以前だったら考えられなかったわ。ダイアナとトモミがペアを組んで講師をやることになっているんです。いまから楽しみで仕方なくて……」

「スーパー!!　ふぉふぉふぉ、そうかそうか、**社会貢献**にまでいったかい」

ヨーダは目を細めて笑った。「マインドフルネスは休息法じゃと言ったが、これが癒すのは個人だけではない。拡張していけば、組織や社会をも癒すことができるんじゃ。実際、ここアメリカではこれを政治・外交などに適用しようとする流れもあるんじゃよ。合衆国議会内でマインドフルネスを行ったという話もあるくらいじゃ。[02]

その意味では、マインドフルネスの究極形態は社会貢献なんじゃよ。ナツは見事にその真髄を極めたのかもしれんな、ふぉふぉふぉ」

「いえ、まだ私は……そんな自信はありませんし、〈モーメント〉がこの先どうなるか、それは誰にもわかりません。

ですが、伯父からは昨日言われました。『この店はもう大丈夫だ。もう一度、夏帆は自分の夢を追いかけなさい』って……。ですから、今日は先生にお願いしたいことがあってお邪魔しました」

私はヨーダの顔をまっすぐに見つめながら言った。

「もう一度、この研究室に戻らせてください。改めて、マ、イ、ン、ド、フ、ル、ネ、ス、の、脳、科、学、を真剣に研究したいと思っています。勝手なことを言っているのは百も承知です。ただ、私は、先生の下で研究がしたいんです!!」

一瞬の沈黙が訪れた。

「スーパー、相《あい》わかった」

やさしい表情のヨーダは静かに言った。「ただし、わしは自分の弟子にはちと厳しいぞ、ふぉふぉふぉ」

——

ふと気づくと、ヨーダはこちらを穏やかにじっと見ている。

「ナツ、言いたくなかったらいいんじゃが……」

彼はそう前置きをしたあとで続けた。「君はこれまで何度かパニック発作を経験しとるじゃろ?」

胸がズキンとする。ヨーダはすべてお見通しだったのだ。

「は、はい……」

「言うまでもないことじゃが……パニック発作が起こるのは、身体や心に制約があるケースが多い。何か思い当たることはあるかな？」


その直後、気づくと私は、すべての思いをヨーダに吐き出していた。

いくら頑張っても父に褒められなくて辛かったこと。幼少時代からの坐禅。父の厳しさ。それに対する反抗心。繰り返された衝突。「坊主の娘」と同級生にいじめられたこと。負けることへの恐怖。失敗への不安。拒絶への恐れ……。


いつしか頬に涙が伝っていた。それはいつまでもとまらなかった。

それでも、ヨーダはただあたたかく見守ってくれていた。

Epilogue

思いやりのメッタ

相変わらず、京都の夏は暑い。札幌とほぼ同緯度のニューヘイブンの気候に慣れたせいか、あまりの暑さにうんざりする。

履物を脱いで禅寺のお堂に入ると、さらに熱気が増したように感じた。周りを取り囲む林からは、猛烈な蟬時雨《せみしぐれ》が響き渡っている。頭がクラクラしてきそうだ。

かつて、いつもここで父に坐禅を組まされたのを思い出す。朝は5時半起床。冬場だろうと、冷たい板張りの床に裸足で正座をさせられた。そう、幼いころは、このうす暗い本堂が怖くて仕方がなかったのだった。

父が亡くなってもう2年が経つ。

イェールでの研究生活に戻ってから数カ月が経ったころ、母から父の危篤状態を知らせる連絡が入った。京都に飛んで帰り、病室に駆け込むと、ベッドの上には、記憶とはかけ離れた、あまりにも小さな父の姿があった。

病床の父は意識朦朧《もうろう》としており、最期のときまで言葉のやりとりはできなかった。強烈な痛みに襲われているのか、呼吸が浅く荒い。

「……お父さん、ごめんな。これまで、ほんまにごめん。お父さんが言うてはったこと、いまは少しだけわかる」

私は何度も何度もそう語りかけた。

果たして私の言葉は、父に届いていたのかどうか。

父はかすかに頷いたように見えた。目には涙が浮かんでいた。

父の死後、私はイェールに戻り、マインドフルネスに脳科学的なアプローチを試みる研究に没頭した。いくつかの論文が国際的に有名なジャーナルにアクセプトされ、少しずつではあるものの、研究者としての道を進みつつある。

そして今回、父の三回忌のタイミングで久しぶりに京都の実家に帰省していた。

板張りの床に正座し、呼吸に意識を向けると、猛烈な暑さや心をかき乱す蝉の声が背景に退いていく。目をつむりながら、心の中で唱えた。

お父さんが痛みや悲しみから癒されますように
お父さんが苦難から解放されますように

いつかヨーダから聞いた「思いやり（コンパッション）のメッタ」だ。自分の痛みだけでなく、他者の痛みが癒えることを願う瞑想である。

亡き父のための願いは、私自身の中にも染み渡る。日々の研究に疲れた私の脳と心が、少しずつ解きほぐされていった。

おわりに――DoingからBeingへ

最後まで読んでいただき、ありがとうございました。
「最高の休息法」をめぐる物語、いかがでしたでしょうか？

アメリカに住んでいると、マインドフルネスが大きなインパクトをもって受け入れられた理由がよくわかります。この国では多かれ少なかれ、主人公のナツのように、タスク・オリエンティッドであることが求められます。人生を通じて「何をするのか」が問われる「Doingの文化」なのです。

一方、マインドフルネスが下敷きにしている価値観は、人生において「どのようにあるのか」が重視される「Beingの文化」だと言えます。つねに何かをやり続けることに疲れたアメリカ人には、この考え方がとても魅力的に映ったのでしょう。

一方、ヨーダ流に言えば「御本家」であるはずの日本人にも、マインドフルネスとは何かを言葉で説明しようとすると、いつも大変苦労します。この単語の「つかみどころのなさ」「得体の知れなさ」は、定義の精度や翻訳語の問題というよりも、この概念の本質とつながっているのでしょう。つまり、「知識」としてインプットできるものではなく、その世界に飛び込んで、何度も繰り返し実践する中で体得される「知恵」だということです。

この壁を乗り越えるために、本書ではストーリー形式を採用してきたわけですが、巻末にはさらに「特別付録」として、5日間のメニューを用意しておきました。まずはこれを参考に、ご自身の休息を見直してみましょう。また、headspace などの瞑想支援アプリの積極活用もおすすめです（参考→https://www.headspace.com/）。

思えば、私が精神医学を志したのは、科学と心の接点に惹かれたからでした。さらにいまでは、アメリカと日本という2つの文化間で揺らぐナッツのような存在です。マインドフルネスはちょうど脳科学と瞑想、そして西洋と東洋の交差点にあります。私がこのテーマに魅力を感じる理由は、そこにあるのかもしれません。あるアメリカ人のマインドフルネス・エキスパートが言いました。

「静かな心を持つと、内面にある叡智が目覚める」

私が医者を志したころには、これに賛同するアメリカ人科学者はほとんどいませんでしたし、私自身、この言葉の正しさを脳科学が証明する日がやってくるとは、思いもしませんでした。そんなマインドフルネスの魅力を、少しでも本書が伝えられたのなら幸いです。

なお、本書の収益のうち著者が受ける10％は、MARC（UCLA Mindful Awareness Research Center）へ寄付されます。米カリフォルニア大学ロサンゼルス校にあるMARCは、マインドフルネスの教室を主催したり、研究を推進することで、マインドフルネスの世界的普及に貢献している研究拠点です。

本書を生み出すにあたり、ダイヤモンド社の藤田悠さんには大変お世話になりました。イェール大学では信じられないような秀才たちに出会ってきたつもりですが、彼らを凌ぐ藤田さんの頭脳には、新たな景色が眼前に開けるような思いを何度もさせていただきました。クリエイティブでマインドフルなプロセスを共有させていただいたことに心から感謝します。

最後に――。

この本を閉じたら、いますぐ10分でも5分でも（あるいは1分でも！）、呼吸に意識を向けてみてください。おそらく心はすぐに別のことを考えはじめます。いかに自分の意識が雑念だらけで、せわしなく過去と未来を行き来しているのか、実感いただけると思います。

すべてはそこからです。ひょっとしたらその数分の瞑想が、あなたの脳にとっての大きな分岐点になるかもしれません。本書がそのきっかけとなれば、著者としてこんなにうれしいことはありません。

２０１６年７月７日

久賀谷 亮

［特別付録］

アメリカ精神科医が
おすすめする
5日間シンプル休息法

一人暮らしの人でも、家族・パートナーと暮らす人でもできる、
5日間の休息プログラムです。
年末年始や夏休みなど、まとまった休暇を過ごすときの
参考にしてください。

基本的な考え方

以下のメニューはあくまでも「目安」です。「こうでなければならない」という枠をつくって、計画に縛られないようにしましょう。タスク・オリエンティッドの「べき思考」は、脳の疲れを生み出す「認知の歪み」そのものです。

何が何でも休もうと意気込んでいませんか？　完璧を求めているのなら諦めてください。まずは「休めなくてもいい」と思いましょう。脳は天邪鬼《あまのじゃく》です。そう考えたほうが、逆に深い休息が得られます。

また、この休息法にはお金がかかりません。非日常をつくりだすという意味では、豪華なリゾート地で過ごすことに似ていますが、消費や娯楽のうえに成り立つ一般的なバカンスとは、根本的に考え方が異なります。一過性の解放感に浸って終わるのではなく、日常に戻ってからも幸福感が持続する状態を目指しましょう。

【毎日すること】

・外に出て日光を浴びましょう
・森林や海などの自然に触れましょう（初めて見るように好奇心を持って）
・あたたかいお風呂に入りましょう
・ストレッチやヨガなどのゆるやかな運動をしましょう
・デジタルデバイス、とくにSNSには触れないようにしましょう

前日準備――脳を休息モードに変えておく

スムーズに「5日間の休息」という非日常に入っていくうえで、前日の準備は大切です。前日の仕事が終わったら、次の3つを参考に休息モードへ入る準備を開始してください。

①オン／オフ切り替えの儀式をしましょう

「パブロフの犬」のように、決まった音楽やアロマの香りで脳に条件づけ（conditioning）

をしてしまえば、今後も休息モードに入りやすくなります。おすすめはヘアカットに行くこと。「これから休息に入りますよ」という一定のシグナルを与えることで、脳は意外と単純に「休息モード」に入ろうとしはじめます。

②日常をどこかに片づけましょう

仕事や生活のストレスをノートに書き出して、それをあまり使わない引き出しにしまいましょう。ＰＣやスマートフォンを片づけてもいいかもしれません。これらも脳へのシグナルとなります。

③自宅を非日常空間に変えましょう

いちばん手っ取り早いのは、キャンプ用の簡易テントなどを室内や庭に設置してしまうことです。ここまではできないという人は、自分が森や小川のほとりにいると想像力を働かせるだけでもＯＫです。イメージ療法（guided imagery）が脳に与える効果は実証済みです。

1日目　身体を休息させるレイジー・デー

この日はレイジー・デー▼146ページ、つまり「何もしない日」です。とにかくまずは身体を休めましょう。出かけるにしても、自分の好きな場所に行くようにしましょう。

【朝】 遅くまでたっぷり寝てOK。起きたらマインドフルネス呼吸法▼20ページを10分しましょう。たった10分です。

【日中】 最低限の家事はやりましょう。料理や掃除や洗濯などのときに、ムーブメント瞑想▼22ページを取り入れましょう。家事そのものが休息の機会となり、自分の脳を成長させていく機会になります。

【夜】 あたたかいお風呂に入りましょう（全身をあたためると、うつにも効果があるというデータがあります）。お風呂では「数」を数えてみましょう。「風呂で数を数えるのは、坐禅やマインドフルネスに通じるところがある」と言っている禅僧もいます。

夜更かしせずに、たっぷりと眠りましょう。寝つけなかったり、夜中に目が覚めたりしたら、寝床の中で呼吸へのラベリングなども行いながら、マインドフルネス瞑想をします。

2日目　行ったことのない近場を訪れる

身体を休めたら、次は脳を休めていきます。まずは前述の「毎日すること」などをしながら、好きなように過ごしてみてください。

【朝】 朝は早めに起きます（前日、身体を休めて早めに寝ていれば、自然と早く目が覚めます）。朝日を浴びながら、外の空気に触れましょう。ムーブメント瞑想をします。肩こりなどにも効果があります。

【日中】 それほど遠くない場所で、行ったことがないエリアがあれば、出かけてみましょう。行ったことがある場所に行くにしても、普段通ったことがない道順をたどってみたりします。それ以外は、目的地だけを決めて、あとは流れに身を任せるといいでしょう。自動車や自転車を運転するにしても、歩いて移動するにしても、最中にムーブメント瞑想をやってみましょう。ヨガやストレッチなどのゆるい運動をするときには、YouTubeなどでコンテンツを探してもいいでしょう。

3日目　人とのつながりを確認する

ハーフ・レイジー・デーです。休むことに一所懸命になっていませんか？　火と薪木の空間の関係を思い出してください▼210ページ。つい力が入りすぎていないか、気をつけましょう。

【朝】マインドフルネス呼吸法を10分だけやりましょう。

【日中】人とのつながりを確認する機会をつくりましょう。友人や家族と顔を合わせて、笑いながら食事をするのが理想的です。また、他人に対して愛情や感謝を示す行動を意識しましょう。たとえば、「感謝のメッセージカードを渡す」「花を贈る」「ボランティア活動をする」など。もちろん、それに対して他人がどういうリアクションをするかはわかりませんが、そうした行動自体に意味があります。故郷の人や古い知人に連絡を取ってみるのもおすすめです。

4日目　欲求を解放するワイルド・デー

自分の欲求・欲望を思う存分に解放する日にします。それまではなるべく欲求をうまくコントロールして、この日まで「充電」しておきましょう。期待感には人の気分を整え、うつなどを改善する効果があります。

【朝】 10分のマインドフルネス呼吸法を終えたら、生理的な欲求（食欲や性欲）や物欲をマインドフルに見つめてください。つまり、そのような欲求を成立させている条件や、それを満たすことで生じる個人的・社会的な結果について考えます。ポジティブ心理学によると、物質的な満足は人間の幸せのわずかな部分を構成するのみで、6

カ月もすると減衰していきます。

【日中】自分の願望をはじけさせてください。「ショッピングに行く」「おいしいものを食べたいだけ食べる」など。あらかじめ時間・お金に制限を設けておくと、あとで後悔するのを防げます。

【夜】このあたりから日常のこと、仕事のことが頭にちらつきはじめるかもしれません。エクアニミティ瞑想（▼184ページ）をして、心の平静を保ちましょう。また、仕事のことを積極的に考えるのであれば、「何を実現したくて仕事をしているのか？（ディープニーズ）」（▼157ページ）を改めて見つめ直す時間をつくります。眠る前には「感謝のメッタ」（▼213ページ）をして、いまの自分が感謝できることを10個あげてみましょう。

5日目　「次の休息」をよりよくするために

そうです、最終日です。前述の「毎日やること」を意識しながら、朝から日中をゆったり過ごしましょう。きっと明日からはじまる日常（仕事や家事）について考えてしまうと思います。しかし、5日間にわたってありとあらゆるマインドフルネス瞑想を続けた結果、日常そのものの捉え方が変わっているはずです。

【夜】 非日常から徐々に日常モードに戻る儀式をします。おすすめは、ノートを用意して「次の5日間休息」の計画を立てることです。「炎」を燃やし続けるためには、「空間」が必要でした。その空間を先回りしてつくってしまうわけです。おそらく、5日間を通じて「ここはこうすればいいかも…」という気づきもあったかもしれません。それらも次の計画に盛り込みましょう。

――

究極の憩いの場は、世界のどこかにあるわけではありません。あなたの内面が癒されなければ、本当の休息はやってきません。そして、そのための最も確実な方法は、あなたの脳を休めることなのです。

References
参考文献一覧

はじめに

■01 Raichle, Marcus E., and Debra A. Gusnard. "Appraising the brain's energy budget." *Proceedings of the National Academy of Sciences* 99.16 (2002): 10237-10239.

■02 Tan, Chade-Meng. *Search Inside Yourself.* Harper Collins USA (2012).（邦訳：『サーチ・インサイド・ユアセルフ―仕事と人生を飛躍させるグーグルのマインドフルネス実践法』チャディー・メン・タン［著］／柴田裕之［訳］，英治出版）

Lecture 0

■01 "Best Global Universities for Psychiatry/Psychology." *U.S. News* (2016): http://www.usnews.com/education/best-global-universities/psychiatry-psychology (accessed 2016-07-08).

■02 Gelles, David. "At Aetna, a C.E.O.'s Management by Mantra." *The New York Times* (2015): http://www.nytimes.com/2015/03/01/business/at-aetna-a-ceos-management-by-mantra.html (accessed 2016-07-08).

Lecture 1

■01 Krasner, Michael S., et al. "Association of an educational program in mindful communication with burnout, empathy, and attitudes among primary care physicians." *The Journal of the American Medical Association* 302.12 (2009): 1284-1293.

■02 Brewer, Judson A., et al. "Meditation experience is associated with differences in default mode network activity and connectivity." *Proceedings of the National Academy of Sciences* 108.50 (2011): 20254-20259.

■03 Killingsworth, Matthew A., and Daniel T. Gilbert. "A wandering mind is an unhappy mind." *Science* 330.6006 (2010): 932-932.

■04 Raichle, Marcus E. "The brain's dark energy." *Scientific American* 302.3 (2010): 44-49.

■05 Liston, Conor, et al. "Default mode network mechanisms of transcranial magnetic stimulation in depression." *Biological Psychiatry* 76.7 (2014): 517-526.

■06 当院プレリミナリーデータによる。Zungうつ病尺度における「倦怠感」項目

の変化をTMS磁気治療の前後で比較した結果、倦怠感は36.1%改善し、統計的に有意な低下が見られた（$p<0.01$）。
■07　Sheline, Yvette I., et al. "The default mode network and self-referential processes in depression." *Proceedings of the National Academy of Sciences* 106.6 (2009): 1942-1947.
Sheline, Yvette I., et al. "Resting-state functional MRI in depression unmasks increased connectivity between networks via the dorsal nexus." *Proceedings of the National Academy of Sciences* 107.24 (2010): 11020-11025.
■08　Sperduti, Marco, Pénélope Martinelli, and Pascale Piolino. "A neurocognitive model of meditation based on activation likelihood estimation (ALE) meta-analysis." *Consciousness and Cognition* 21.1 (2012): 269-276.
■09　Lazar, Sara W., et al. "Meditation experience is associated with increased cortical thickness." *Neuroreport* 16.17 (2005): 1893.
Hölzel, Britta K., et al. "Mindfulness practice leads to increases in regional brain gray matter density." *Psychiatry Research: Neuroimaging* 191.1 (2011): 36-43.
■10　Lazar, Sara W., et al. "Meditation experience is associated with increased cortical thickness." *Neuroreport* 16.17 (2005): 1893.
■11　Hölzel, Britta K., et al. "Mindfulness practice leads to increases in regional brain gray matter density." *Psychiatry Research: Neuroimaging* 191.1 (2011): 36-43.
■12　Fox, Kieran CR, et al. "Is meditation associated with altered brain structure? A systematic review and meta-analysis of morphometric neuroimaging in meditation practitioners." *Neuroscience & Biobehavioral Reviews* 43 (2014): 48-73.
■13　Tang, Yi-Yuan, Britta K. Hölzel, and Michael I. Posner. "The neuroscience of mindfulness meditation." *Nature Reviews Neuroscience* 16.4 (2015): 213-225.

Lecture 2

■01　Tang, Yi-Yuan, et al. "Short-term meditation induces white matter changes in the anterior cingulate." *Proceedings of the National Academy of Sciences* 107.35 (2010): 15649-15652.

Lecture 3

■01　Chiesa, Alberto, Raffaella Calati, and Alessandro Serretti. "Does mindfulness training improve cognitive abilities? A systematic review of neuropsychological findings." *Clinical Psychology Review* 31.3 (2011): 449-464.
■02　Brewer, Judson A. "How to Get Out of Your Own Way (and the Brain Science

Behind It)." *The Huffington Post* (2013): http://www.huffingtonpost.com/dr-judson-brewer/optimal-psychology_b_3245485.html (accessed 2016-06-21).

■03 Brewer, Judson A., et al. "Meditation experience is associated with differences in default mode network activity and connectivity." *Proceedings of the National Academy of Sciences* 108.50 (2011): 20254-20259.

Brewer, Judson A., and Kathleen A. Garrison. "The posterior cingulate cortex as a plausible mechanistic target of meditation: findings from neuroimaging." *Annals of the New York Academy of Sciences* 1307.1 (2014): 19-27.

■04 Cairncross, Molly, and Carlin J. Miller. "The Effectiveness of Mindfulness-Based Therapies for ADHD A Meta-Analytic Review." *Journal of Attention Disorders* (2016): 1087054715625301.

Lecture 4

■01 当院プレリミナリーデータによる。ある特定の期間に受診した患者８例にTMS磁気治療を施したところ、全例で睡眠の改善が見られた。

■02 Xie, Lulu, et al. "Sleep drives metabolite clearance from the adult brain." *Science* 342.6156 (2013): 373-377.

■03 Greicius, Michael D., et al. "Default-mode network activity distinguishes Alzheimer's disease from healthy aging: evidence from functional MRI." *Proceedings of the National Academy of Sciences of the United States of America* 101.13 (2004): 4637-4642.

Lecture 5

■01 Hölzel, Britta K., et al. "Stress reduction correlates with structural changes in the amygdala." *Social Cognitive and Affective Neuroscience* 5.1 (2010): 11-17.

■02 Smith, ME Beth, et al. "Treatment of myalgic encephalomyelitis/chronic fatigue syndrome: a systematic review for a National Institutes of Health Pathways to Prevention Workshop." *Annals of Internal Medicine* 162.12 (2015): 841-850.

■03 Knijnik, Leonardo M., et al. "Repetitive Transcranial Magnetic Stimulation for Fibromyalgia: Systematic Review and Meta - Analysis." *Pain Practice* (2015).

Palm, Ulrich, et al. "Non-invasive brain stimulation therapy in multiple sclerosis: a review of tDCS, rTMS and ECT results." *Brain Stimulation* 7.6 (2014): 849-854.

Tendler, Aron, et al. "Deep Repetitive Transcranial Magnetic Stimulation (dTMS) for Multiple Sclerosis (MS) Fatigue, Irritability and Parasthesias: Case Report." *Brain Stimulation: Basic, Translational, and Clinical Research in Neuromodulation* 7.5 (2014): e24-e25.

Schippling, S. et al. 29th Congress of the European Committee for Treatment and Research in Multiple Sclerosis (ECTRIMS). Abstract #165. Presented October 4, (2013).

■04 Simpson, Robert, et al. "Mindfulness based interventions in multiple sclerosis-a systematic review." *BMC Neurology* 14.1 (2014).

■05 Ross, Christopher. "A Day in the Life of 5-Hour Energy Creator Manoj Bhargava." *WSJ. Magazine* Nov. (2015): 101-102.

■06 Sánchez-Villegas, Almudena, et al. "A longitudinal analysis of diet quality scores and the risk of incident depression in the SUN Project." *BMC Medicine*13.1 (2015).

Quirk, Shae E., et al. "The association between diet quality, dietary patterns and depression in adults: a systematic review." *BMC Psychiatry* 13.1 (2013).

Estruch, Ramón, et al. "Primary prevention of cardiovascular disease with a Mediterranean diet." *New England Journal of Medicine* 368.14 (2013): 1279-1290.

■07 van Praag, Henriette. "Exercise and the brain: something to chew on." *Trends in Neurosciences* 32.5 (2009): 283-290.

■08 Dash, Sarah, et al. "The gut microbiome and diet in psychiatry: focus on depression." *Current Opinion in Psychiatry* 28.1 (2015): 1-6.

■09 O'Reilly, Gillian A., et al. "Mindfulness - based interventions for obesity - related eating behaviours: a literature review." *Obesity Reviews* 15.6 (2014): 453-461.

■10 Cooney, Gary M., et al. "Exercise for depression." *The Cochrane Library* (2013).

■11 Rethorst, Chad D., Bradley M. Wipfli, and Daniel M. Landers. "The antidepressive effects of exercise." *Sports Medicine* 39.6 (2009): 491-511.

■12 Erickson, Kirk I., et al. "Exercise training increases size of hippocampus and improves memory." *Proceedings of the National Academy of Sciences* 108.7 (2011): 3017-3022.

■13 Chatterjee, Anjan. "Visual Art." In: Gottfried, Jay A., ed. *Neurobiology of Sensation and Reward*. CRC Press (2011): Chapter 18.

■14 Bögels, Susan, et al. "Mindfulness training for adolescents with externalizing disorders and their parents." *Behavioural and Cognitive Psychotherapy* 36.02 (2008): 193-209.

Lecture 6

■01 Kuyken, Willem, et al. "Effectiveness and cost-effectiveness of mindfulness-based cognitive therapy compared with maintenance antidepressant treatment in the prevention of depressive relapse or recurrence (PREVENT): a randomised controlled trial." *The Lancet* 386.9988 (2015): 63-73.

Lecture 7

■**01** Goleman, Daniel. *Emotional Intelligence: why it can matter more than IQ*. Bantam Books (2005).

■**02** Brewer, Judson A., et al. "Mindfulness training for smoking cessation: results from a randomized controlled trial." *Drug and Alcohol Dependence* 119.1 (2011): 72-80.

■**03** Darley, John M., and C. Daniel Batson. "" From Jerusalem to Jericho" : A study of situational and dispositional variables in helping behavior." *Journal of Personality and Social Psychology* 27.1 (1973): 100.

Lecture 8

■**01** Sharot, Tali, et al. "Neural mechanisms mediating optimism bias." *Nature* 450.7166 (2007): 102-105.

■**02** Drevets, Wayne C., et al. "Subgenual prefrontal cortex abnormalities in mood disorders." *Nature* 386. (1997): 824-827.

■**03** Ozbay, Fatih, et al. "Social support and resilience to stress: From neurobiology to clinical practice." *Psychiatry* 4.5 (2007): 35-40.

■**04** Kaufman, Joan, et al. "Social supports and serotonin transporter gene moderate depression in maltreated children." *Proceedings of the National Academy of Sciences of the United States of America* 101.49 (2004): 17316-17321.

■**05** Charney, D.S, MD, interviewed by Norman Sussman, MD. "In session with Dennis S. Charney, MD: Resilience to stress." *Primary Psychiatry* 13. (2006): 39-41.

■**06** Krishnan, Vaishnav, et al. "Molecular adaptations underlying susceptibility and resistance to social defeat in brain reward regions." *Cell* 131.2 (2007): 391-404.

Chaudhury, Dipesh, et al. "Rapid regulation of depression-related behaviours by control of midbrain dopamine neurons." *Nature* 493.7433 (2013): 532-536.

Friedman, Allyson K., et al. "Enhancing depression mechanisms in midbrain dopamine neurons achieves homeostatic resilience." *Science* 344.6181 (2014): 313-319.

■**07** Tang, Yi-Yuan, Britta K. Hölzel, and Michael I. Posner. "The neuroscience of mindfulness meditation." *Nature Reviews Neuroscience* 16.4 (2015): 213-225.

■**08** Van Dusen, Allison. "Inside The Endurance Athlete's Mind." *Forbes* (2008): http://www.forbes.com/2008/09/22/endurance-race-training-forbeslife-cx_avd_0922sports.html (accessed 2016-06-26).

Lecture 9

■01 Lewis, Tanya. "A Harvard psychiatrist says 3 things are the secret to real happiness." *Business Insider* (2015): http://www.businessinsider.com/robert-waldinger-says-3-things-are-the-secret-to-happiness-2015-12 (accessed 2016-07-08).

Waldinger, Robert. "What makes a good life? Lessons from the longest study on happiness." *TED* (2015): http://www.ted.com/talks/robert_waldinger_what_makes_a_good_life_lessons_from_the_longest_study_on_happiness (accessed 2016-07-08).

Bradt, George. "The Secret Of Happiness Revealed By Harvard Study." *Forbes* (2015): http://www.forbes.com/sites/georgebradt/2015/05/27/the-secret-of-happiness-revealed-by-harvard-study/ (accessed 2016-07-08).

■02 Kabat-Zinn, Jon, et al. "Influence of a mindfulness meditation-based stress reduction intervention on rates of skin clearing in patients with moderate to severe psoriasis undergoing photo therapy (UVB) and photochemotherapy (PUVA)." *Psychosomatic Medicine* 60.5 (1998): 625-632.

■03 Tang, Yi-Yuan, et al. "Central and autonomic nervous system interaction is altered by short-term meditation." *Proceedings of the National Academy of Sciences* 106.22 (2009): 8865-8870.

■04 Tang, Yi-Yuan, Britta K. Hölzel, and Michael I. Posner. "The neuroscience of mindfulness meditation." *Nature Reviews Neuroscience* 16.4 (2015): 213-225.

Lecture 10

■01 Lykken, David, and Auke Tellegen. "Happiness is a stochastic phenomenon." *Psychological Science* 7.3 (1996): 186-189.

■02 Plum Village. "Thich Nhat Hanh address to US Congress, September 10, 2003" *Plum Village Website* (2003): http://plumvillage.org/letters-from-thay/thich-nhat-hanh-address-to-us-congress-september-10-2003/ (accessed 2016-06-26).

［著者］
久賀谷 亮（くがや・あきら　M.D. / Ph.D.）
医師（日・米医師免許）／医学博士
イェール大学医学部精神神経科卒業。アメリカ神経精神医学会認定医。アメリカ精神医学会会員。

日本で臨床および精神薬理の研究に取り組んだあと、イェール大学で先端脳科学研究に携わり、同大学で臨床医としてアメリカ屈指の精神医療の現場に8年間にわたり従事する。そのほか、ロングビーチ・メンタルクリニック常勤医、ハーバーUCLA非常勤医など。

2010年、ロサンゼルスにて「TransHope Medical（くがや こころのクリニック）」を開業。同院長として、マインドフルネス認知療法やTMS磁気治療など、最先端の治療を取り入れた診療を展開中。臨床医として日米で25年以上のキャリアを持つ。

脳科学や薬物療法の研究分野では、2年連続で「Lustman Award」（イェール大学精神医学関連の学術賞）、「NARSAD Young Investigator Grant」（神経生物学の優秀若手研究者向け賞）を受賞。主著・共著合わせて50以上の論文があるほか、学会発表も多数。趣味はトライアスロン。

▼TransHope Medical（くがや こころのクリニック）
http://www.thmedical.org/

遠隔医療サービス、TMS磁気治療のご相談はこちら
moment@thmedical.org

世界のエリートがやっている
最高の休息法――「脳科学×瞑想」で集中力が高まる

2016年7月28日　第1刷発行
2016年11月16日　第10刷発行

著　者――久賀谷 亮
発行所――ダイヤモンド社
〒150-8409　東京都渋谷区神宮前6-12-17
http://www.diamond.co.jp/
電話／03･5778･7234（編集）　03･5778･7240（販売）

装丁――西垂水敦（krran）
本文デザイン―黒岩二三（Fomalhaut）
本文イラスト―加納徳博
DTP ――ニッタプリントサービス
製作進行――ダイヤモンド・グラフィック社
印刷――加藤文明社
製本――加藤製本
編集担当――藤田 悠（y-fujita@diamond.co.jp）

ISBN 978-4-478-06844-1